基层医疗卫生服务人员培训教程
中医适宜技术

主　编　张晓松　余　路　张继波
副主编　周双双　赵　勇　陈阳阳

编　者（以姓氏笔画为序）
文宇航　宜昌市中医医院
杨　林　湖北省第三人民医院
杨婉婧　宜昌市中医医院
余　路　湖北三峡职业技术学院
张　茜　当阳市中医医院
张　健　宜昌市夷陵医院
张晓松　湖北三峡职业技术学院
张继波　湖北省第三人民医院
陈阳阳　宜昌市中医医院
周双双　湖北三峡职业技术学院
赵　勇　湖北三峡职业技术学院
夏红梅　湖北省第三人民医院
梅清鲜　宜昌市中医医院

人民卫生出版社
·北京·

图书在版编目（CIP）数据

基层医疗卫生服务人员培训教程. 中医适宜技术 / 张晓松，余路，张继波主编. -- 北京 ：人民卫生出版社，2024. 7. -- ISBN 978-7-117-36495-9

I. R2

中国国家版本馆 CIP 数据核字第 2024EZ7878 号

人卫智网	www.ipmph.com	医学教育、学术、考试、健康，购书智慧智能综合服务平台
人卫官网	www.pmph.com	人卫官方资讯发布平台

基层医疗卫生服务人员培训教程——中医适宜技术
Jiceng Yiliao Weisheng Fuwu Renyuan Peixun Jiaocheng
——Zhongyi Shiyi Jishu

主　　编：张晓松　余　路　张继波
出版发行：人民卫生出版社（中继线 010-59780011）
地　　址：北京市朝阳区潘家园南里 19 号
邮　　编：100021
E - mail：pmph @ pmph.com
购书热线：010-59787592　010-59787584　010-65264830
印　　刷：廊坊一二〇六印刷厂
经　　销：新华书店
开　　本：787 × 1092　1/16　印张：9.5
字　　数：213 千字
版　　次：2024 年 7 月第 1 版
印　　次：2024 年 9 月第 1 次印刷
标准书号：ISBN 978-7-117-36495-9
定　　价：59.00 元

打击盗版举报电话：010-59787491　E-mail：WQ @ pmph.com
质量问题联系电话：010-59787234　E-mail：zhiliang @ pmph.com
数字融合服务电话：4001118166　E-mail：zengzhi @ pmph.com

基层医疗卫生服务人员培训教程
编审委员会

主任委员

李正一　湖北省卫生健康委员会／湖北省基层卫生协会

沈曙红　湖北三峡职业技术学院

副主任委员

郭晓玲　湖北省基层卫生协会

汪桂兰　湖北省基层卫生协会

谭　伟　湖北省基层卫生协会／武汉市洪山区青菱街社区卫生服务中心

金　科　湖北省基层卫生协会

苏明丽　宜昌市卫生健康委员会

委　员（以姓氏笔画为序）

方正超　宜昌市疾病预防控制中心慢性非传染性疾病预防控制所

艾文兵　宜昌市夷陵医院

石其云　武汉东湖新技术开发区关东街龙城社区卫生服务中心

任晶晶　宜昌市卫生健康委员会

向　黎　当阳市人民医院

李菊萍　宜昌市卫生健康委员会

吴天成　武穴市花桥镇卫生院

孟　强　湖北省第三人民医院

秘　书

张慧莉　湖北三峡职业技术学院

序言一

党的二十大报告指出:"发展壮大医疗卫生队伍,把工作重点放在农村和社区。"基层医疗卫生工作是我国医疗卫生事业的"网底",同时也是相对薄弱区域。很早以前我们就意识到,要筑牢基层医疗卫生保障网,必须要加强基层卫生人才队伍建设,提升基层医疗卫生服务能力和水平。为此,湖北省卫生健康委员会和湖北省基层卫生协会筹划并启动了湖北省基层卫生人才能力提升培训。

为了解基层实际需求,历时半年多对省内各基层医疗机构管理人员、临床一线医务人员进行广泛调研,以基层实际需求为导向,以补短板为目标,制定切实可行的培训方案,选择基层可用的培训内容,确立科学合理的考核方式。在团队精心组织下,培训工作得以顺利进行。更让人欣慰的是,为期半年多的第一轮培训结束后,学员反响热烈,认为培训内容针对性强,解决实际工作问题,对基层工作帮助很大。我在与学员的交流中还了解到,医学教材卷帙浩繁,但多对基层工作针对性不够、指导性不强,遂萌生出根据基层医务人员实际需要编写一套系列教材的想法,将基层卫生培训规范化,以便更好地服务于基层卫生人才业务能力提升。

此想法与湖北三峡职业技术学院沈曙红院长不谋而合,遂委托该校老师开发基层医疗卫生服务人员培训教程系列教材,包括5个分册:"临床常用诊疗技术"介绍体格检查、基本操作和心电图检查;"常见疾病诊疗"介绍常见慢性病、常见内外科急症、常见妇产科疾病、常见儿科疾病及脑卒中诊疗;"中医适宜技术"介绍针灸技术、推拿技术、其他技术和中医养生,涵盖范围主要是中医常用的实用技术和养生方法;"公共卫生服务技术"介绍预防医学基本理论知识和国家基本公共卫生服务技术规范;"常见疾病用药指导"介绍合理用药基础、基层常见疾病及特殊人群用药指导和实用中药饮片基础。

基层医疗卫生服务人员培训教程系列教材结合基层医疗卫生健康工作的实际需求,坚持科学、开放、先进、实用的原则。教材语言精练,表述规范,内容翔实,图文并茂。知识点由易到难、由浅入深,易于理解掌握。同时教材采用了纸数融合出版的形式,配套了数字化教学资源(视频、微课、动画等),方便读者时时、处处、反复学习。

该系列教材最独特之处在于内容实用,包含基层需要的诊疗技术、疾病诊治、公共卫生、中医技术以及用药指导五个方面,适应基层医疗卫生人才需求,贴近基层医疗卫生实际。采用独特的模块化设计,使教材内容实用化。在每项任务前均设有情景导入,引出问题,注重培养学习者独立思考、自主学习、解决问题的能力,助力于培养"小病善治、大病善识、慢病善管、重病善转"的合格基层医疗卫生服务人员。该系列教材是一套可供基层医疗卫生机构医师、药师、公共卫生服务人员、护理人员及其他卫生技术人员等使用的优质培训教材。

囿于水平、人力、时间,系列教材中会有不尽恰当的地方,欢迎广大读者、基层医务人员和专家赐教、批评。

李正一
2024年4月

序言二

20 世纪 70 年代,我做过赤脚医生,80 年代大学毕业后在原卫生部长期从事基层卫生管理工作,90 年代中期在国内边远地区贫困县担任负责扶贫和卫生工作的副县长。因此,关注基层医疗卫生,既是工作的缘故,也是我内心深处的情怀所在。

工作期间,我经历了数轮医疗卫生改革,也见证了我国基层医疗卫生事业的发展历程。新中国建立之初,党和政府即对基层卫生队伍建设十分重视,并创造性地建立了与农村地区社会经济水平相适应的"半农半医"赤脚医生队伍。70 多年过去了,基层卫生队伍经历了卫生员、赤脚医生、乡村医生、乡村全科助理执业医师的不同发展阶段,成为新时代我国基层医疗卫生高质量发展不可或缺的力量。

长期在农村和卫生管理部门的工作经历,使我深刻认识到基层卫生工作对于能否实现"人人健康"的目标至关重要。要筑牢基层医疗卫生保障网,必须加强基层卫生人才队伍建设,提升基层医疗卫生服务能力和水平。政府一贯重视基层卫生工作,采取了一系列政策措施予以加强,取得了积极的成效。随着国家乡村振兴战略和健康中国战略的不断推进,基层医疗卫生机构承担的任务日益繁重,对医疗卫生人才的需求也愈加迫切。然而,基层医疗卫生人才短缺的问题依然突出,相关人员的专业技能和服务能力方面仍需要持续加强。

针对这一现状,湖北省基层卫生协会和湖北三峡职业技术学院积极发挥职业教育的优势,组织编写了这套基层医疗卫生服务人员培训教程。本套教材紧密围绕基层医疗实际工作需求,注重理论与实践相结合,旨在提升基层医疗卫生人员的专业技能和服务水平,为基层医疗健康事业贡献力量。

基层医疗卫生服务人员培训教程包括"临床常用诊疗技术""常见疾病诊疗""中医适宜技术""公共卫生服务技术""常见疾病用药指导"5 个分册,涉及多个领域,内容全面,实用性强。通过学习这些教材,读者可以系统掌握现代医疗知识,了解最新的医疗政策和技术动态,培养医德医风,成为既有医术又有仁爱之心的优秀基层医疗卫生人才。这套教材可作为基层医务工作人员提升自身业务水平的重要参考书籍。

衷心希望本套教材能够成为培养高素质基层医疗卫生人才的重要工具,为促进我国基层卫生事业的发展作出新的贡献。祝愿所有使用本教材的读者学有所成,成为人民健康的守护者。

2024 年 5 月 6 日于北京

前　言

中医药是中华文明的瑰宝，在全民健康中发挥着重要作用。《中共中央 国务院关于促进中医药传承创新发展的意见》中提出要"健全全科医生和乡村医生中医药知识与技能培训机制"。中医诊疗技术具有安全有效、简便易学、可操作性强、成本低廉等优势，可广泛应用于临床各科、预防保健和中医健康管理，特别适合在基层推广使用。中医适宜技术具有较强的实践性和临床实用性。因此，在编写本书时，我们本着精简理论内容、突出技能培训的原则，以培养职业技术能力强、综合素质高的应用型人才为目标，力求体现教材的科学性、权威性和实用性。

本教材主要针对在职的基层医生，符合基层医生切实需求，充分展现中医"简、便、廉、验"的特色，对保证城乡居民享有安全、有效、方便的中医药服务，提升社区中医药服务能力和水平，赋能大健康产业，助力乡村振兴，实现国务院提出的"到 2025 年，优质高效中医药服务体系加快建设，中医药防病治病水平明显提升"目标具有积极作用。同时，本教材兼顾中医药"治未病"的独特优势，提升基层医生中医养生知识储备，便于基层医生向人民群众宣教，符合大健康生活理念。本教材也适用于社区医师、针灸推拿保健从业人员、中医爱好者，可供其学习和参考。

本教材围绕基层医生培训开发，共分为四个模块，分别为针灸技术、推拿技术、其他技术、中医养生，涵盖范围主要是中医常用的实用技术和养生方法。每个模块划分不同的任务，以基层常见病、多发病为工作导向，规范技能操作，以提升基层医生的中医药素养。

无论我们如何追求完美，书中仍可能存在不完善和疏漏之处，敬请各位同行和读者给予指正。最后，感谢使用本书的同仁和读者，请你们将本书的不足之处告诉我们，以便我们再版时修订。

张晓松　余　路　张继波
2024 年 5 月

目　录

模块一　针灸技术

任务一
毫针技术

任务目标

1. 掌握毫针技术操作方法。
2. 能熟练处理针刺异常情况。
3. 能运用毫针刺法为腰痛、肩痹、面瘫等患者进行针刺治疗。

任务导入

患者，李某，女，55 岁，超市售货员。患者腰部酸痛反复发作 1 年，平时腰腿部感觉发凉，劳累后加重，休息后可减轻。3 天前患者劳累后腰痛加重，伴右下肢麻木，腰椎 CT 片提示"腰 3/4、4/5 椎间盘突出"。查体：舌淡，苔薄白，脉细，右下肢直腿抬高试验（＋），腰部活动稍受限。请根据患者病情做出初步诊断，提出合理的针刺治疗方案。

相关理论知识

毫针刺法，是指运用毫针针具，通过一定的手法刺激人体特定部位，以疏通经络、调节脏腑，从而调节人体整体功能，达到扶正祛邪、防治疾病目的的治疗方法。

（一）毫针的结构与规格

临床上常用的毫针主要是以不锈钢制成的一次性毫针，硬度适中，有较高的弹性和韧性，具有耐高热、防锈蚀等优点，其结构分为五个部分（图 1-1）。毫针根据针身的粗细和长短分成不同规格，直径 0.24 ~ 0.38mm、长度 25 ~ 75mm 最为常用。

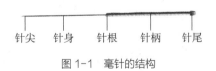

针尖　针身　针根　针柄　针尾

图 1-1　毫针的结构

（二）针刺练习

针刺练习，主要是指指力和手法的练习，是初学针刺者的基础技能训练。

1. **纸垫练针法**　用松软的纸张，折叠成长约 8cm，宽约 5cm，厚 2 ~ 3cm 的纸块。用线如"井"字形扎紧，做成纸垫（图 1-2）。纸垫适合练习针刺指力。

2．**棉团练针法**　用布将棉花扎紧，成直径 6 ~ 7cm 的棉团，练针方法同纸垫练针法。所不同的是棉团松软，可做提插、捻转等多种针刺手法的练习（图 1-3 ）。

3．**实体练习**　待针刺技术比较熟练之后，再在自己身上进行试针练习，体验针刺的感觉。自体练习熟练后，才能在患者身上施术。

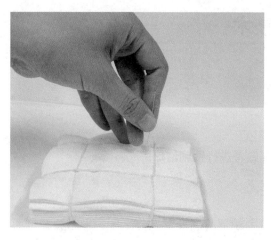

图 1-2　纸垫练针法

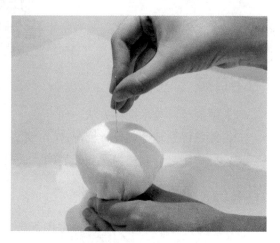

图 1-3　棉团练针法

（三）针刺方法

1．**持针法**　即施术者把持毫针的方法。一般用右手拇指、示指、中指三指持针，掌控毫针，称为"刺手"，左手切按所刺部位，以固定穴位皮肤或辅助针身，称为"押手"。

2．**进针法**　即施术者将毫针刺入人体的方法，分单手进针法和双手进针法，见表 1-1。

表 1-1　毫针进针法

名称		操作方法	适用范围	示范
单手进针法		用右手拇指、示指持针，中指端紧靠穴位，指腹抵住针身下端，当拇指、示指向下用力时，中指也随之屈曲，将针刺入，直至所需深度	短针进针	见图 1-4
双手进针法	指切进针法	用左手拇指或示指端切按在腧穴位置旁，右手持针，紧靠左手指甲将针刺入	短针进针	见图 1-5
	夹持进针法	用左手拇指、示指持消毒干棉球，夹住针身下端，将针尖固定在腧穴表面，右手捻动针柄，将针刺入腧穴	长针进针	见图 1-6
	舒张进针法	用左手拇指、示指将所刺腧穴部位的皮肤向两侧撑开，使皮肤绷紧，右手持针，使针从左手拇指、示指两指间的腧穴刺入	皮肤松弛部位	见图 1-7
	提捏进针法	用左手拇、示指两指将针刺部位的皮肤捏起，右手持针，从捏起的上端将针刺入	皮肉浅薄部位	见图 1-8

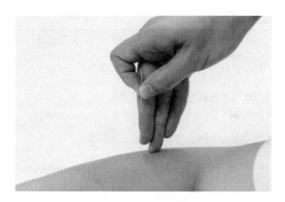

图 1-4　单手进针法

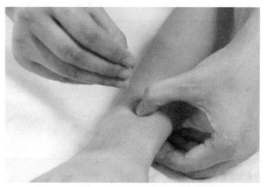

图 1-5　指切进针法

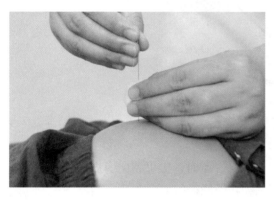

图 1-6　夹持进针法

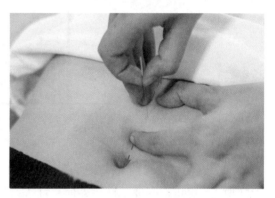

图 1-7　舒张进针法

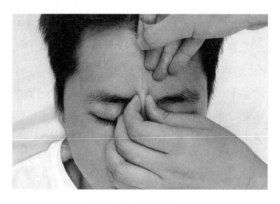

图 1-8　提捏进针法

3.针刺的角度、方向和深度

（1）角度：指进针时的针身与皮肤表面所形成的夹角。它是根据腧穴所在位置肌肉的厚薄和治疗的需要而确定的，一般有直刺、斜刺、横刺三种，针刺角度与示范见表 1-2。

表1-2　直刺、斜刺、横刺针刺角度与示范

针刺角度	操作方法	适用范围	示范
直刺	针身与皮肤表面呈90°垂直刺入	适用于大部分腧穴,尤其是肌肉丰厚处的腧穴	见图1-9
斜刺	针身与皮肤表面呈45°倾斜刺入	适用于肌肉较浅薄处或内有重要脏器,或不宜直刺、深刺的腧穴	
横刺	针身与皮肤表面呈15°沿皮刺入	适用于皮肉特别浅薄的部位,如头部、胸胁部的腧穴	

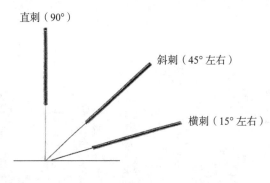

图1-9　针刺的角度

（2）方向：指进针时针尖所指向的方向或部位。针刺时针尖可朝向病痛部位,为"气至病所";也可根据经脉循行方向,针尖与所刺腧穴经脉循行方向一致或相反,为"迎随补泻";还有一些特定部位为保证针刺的安全而规定针尖的方向,如风池穴针刺时针尖应朝向鼻尖方向。

（3）深度：指针身刺入人体内的深浅程度。一般以既有针感又不伤及脏器为原则。可根据患者的体质、年龄、病情、部位等情况综合考虑。

4．行针与得气　行针是将针刺入腧穴后,为了使患者产生针刺感应,或进一步调整针感和进行补泻而施行的各种操作手法。得气又称针感,是指进针后施以一定的针刺手法,使患者针刺部位出现酸、麻、胀、重的经气感应,医生手下也有沉紧感。行针基本手法主要有提插法和捻转法（表1-3）,辅助手法是基本手法的补充,有循法、弹法、刮法、摇法、飞法、震颤法等。

表1-3　行针基本手法与操作方法

行针基本手法	操作方法	示范
提插法	将针刺入腧穴的一定深度后,使针在穴内进行上、下进退的操作方法:把针从浅层向下刺入深层为插;由深层向上退到浅层为提	见图1-10
捻转法	将针刺入腧穴的一定深度后,以右手拇指和中指、示指两指持住针柄,进行一前一后来回旋转捻动	见图1-11

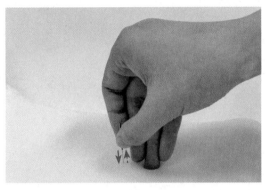

图 1-10 提插法

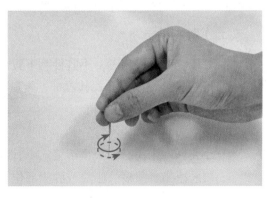

图 1-11 捻转法

5．针刺补泻 通过针刺腧穴，运用一定的手法激发经气以鼓舞正气、疏泄病邪而防治疾病的方法称为针刺补泻。针刺补泻基本手法与操作方法见表 1-4。

表 1-4 针刺补泻基本手法与操作方法

基本手法	操作方法
捻转补泻	针刺得气后，拇指向前用力重，向后用力轻者为补法；拇指向后用力重，向前用力轻者为泻法
提插补泻	针刺得气后，先浅后深，重插轻提，以下插用力为主者为补法；先深后浅，轻插重提，以上提用力为主者为泻法
平补平泻	进针得气后均匀地提插、捻转

6．留针 将针刺入腧穴行针施术后，在腧穴内留置一段时间以加强针感和维持针刺持续时间的一种方法称为留针。留针与否和留针时间的长短，应视病情而定。慢性病、顽固性疾病、疼痛性疾病留针时间较长，一般在 30min 左右。

7．出针 针刺完毕后，将针从腧穴拔出称为出针。出针时以左手持消毒棉签按住针身旁皮肤，右手持针柄将针微微捻转并随势退至皮下，然后迅速拔出，再以消毒棉签按压针孔片刻，防止出血。

（四）针刺作用及适应证

毫针刺法具有舒经活络、行气活血、扶正祛邪、调和阴阳的作用，在内、外、妇、儿各科都可应用，根据不同的病症选用相应的穴位进行针刺；对于疼痛性病症、功能失调性病症及某些急性病症，可视为首选疗法。适用于中风、脑动脉硬化症、头晕、小儿麻痹、失眠、神经官能症、更年期综合征、面神经麻痹、三叉神经痛、肋间神经痛、神经性头痛、坐骨神经痛、肩周炎、颈椎病、腰椎病、腰痛、腰肌劳损、风湿性关节炎、便秘、腹泻、胃痛、呃逆、尿潴留、月经不调、痛经、落枕、湿疹、皮肤瘙痒、牙痛、慢性鼻炎等各种急慢性疾病。

（五）针刺禁忌

1. 妊娠3个月以内者，不宜针刺下腹部。
2. 妊娠3个月以上者，其腹部、腰骶部及一些能引起子宫收缩的腧穴如合谷、三阴交、昆仑、至阴等均不宜针刺。
3. 有出血倾向者，不宜针刺。
4. 小儿囟门未闭时，头顶部腧穴不宜针刺。
5. 皮肤感染、溃疡、瘢痕或肿瘤部位不宜针刺。

（六）针刺注意事项

1. 患者过于饥饿、疲劳及精神高度紧张时，不行针刺。
2. 体质虚弱、气血亏虚的患者，刺激不宜过强，并尽可能采取卧位。
3. 避开血管针刺，防止出血。
4. 留针时注意，勿让患者移动体位，小儿及精神病患者因不能配合不宜留针，重要脏器附近慎留针。
5. 避免刺伤脏器，胸、胁、腰、背内脏所居之处的腧穴，不宜深刺；眼区、颈项部（如风府、哑门等）腧穴针刺时要注意掌握一定的角度、方向和深度；下腹部避免刺伤膀胱。

（七）针刺异常情况的处理与预防

毫针刺法是一种安全、有效的疗法，但由于种种原因，有时也可能出现某种异常情况，如晕针、滞针、弯针等，必须立即进行有效处理，见表1-5。

表1-5　针刺异常情况的处理与预防

异常情况	原因	症状	处理	预防
晕针	患者精神紧张、体质虚弱、饥饿、疲劳、大汗、大泻、大出血后，或体位不当，或医生手法过重	针刺中患者突然发生晕厥，表现为精神疲倦、头晕目眩、面色苍白、恶心欲呕、多汗、心慌、四肢发冷、血压下降、脉象沉细或神志昏迷、仆倒在地、唇甲青紫、二便失禁、脉微细欲绝	立即将针全部取出，使患者平卧，头部稍低，注意保暖，轻者在饮温开水或糖水后即可恢复正常；重者在上述处理的基础上，可指掐或针刺人中、素髎、内关、足三里，灸百会、气海、关元等穴，必要时应配合其他急救措施	对于初次接受针刺治疗和精神紧张者，应先做好思想工作，消除顾虑；正确选择舒适持久的体位（尽可能采取卧位），取穴不宜太多，手法不宜过重；对于过度饥饿、疲劳者，不予针刺。留针过程中，医者应随时注意观察患者的神色，询问患者的感觉，一旦出现晕针先兆，可及早采取处理措施

续表

异常情况	原因	症状	处理	预防
滞针	患者精神紧张，或针刺入后局部肌肉因疼痛强烈收缩，或行针时捻转角度过大，或连续进行单向捻转而使肌纤维缠绕针身	行针时或留针后，出现针下滞涩，行针及出针困难，患者感觉疼痛	嘱患者放松，因单向捻转而致者，需反向捻回；如因肌肉一时性紧张，可留针一段时间，再行捻转出针。也可以按揉局部，或在附近部位再刺一针，以宣散气血，缓解肌肉紧张，随之将针取出	对精神紧张者，先做好解释工作，消除紧张顾虑，行针时捻转角度不宜过大，更不可单向连续捻转
弯针	医生进针手法不熟练，用力过猛，或碰到坚硬组织；留针中患者改变体位；针柄受到外物的压迫和碰撞以及滞针未得到及时正确的处理	进针时或进针后，针身在体内弯曲，导致行针及出针均困难，患者感觉疼痛	如系轻微弯曲，不能再行提插捻转，应慢慢将针退出；弯曲角度过大时，应顺着弯曲方向将针退出；若针体发生多个弯曲，根据针柄扭转倾斜的方向，分段慢慢向外退出；如因患者改变体位而致，应嘱患者慢慢恢复原体位，使局部肌肉放松，再行退针，切忌强行拔针	医生进针手法要熟练，指力要轻巧，患者体位要舒适，留针时不得随意改变体位，针刺部位和针柄不能受外物碰撞和压迫，如有滞针及时正确处理
断针	针具质量欠佳，针身或针根有剥蚀损坏；针刺时，针身全部刺入；行针时，强力提插捻转，肌肉强烈收缩或患者改变体位；滞针和弯针现象未及时正确处理	针身折断，残端留在患者体内	沉着冷静，安抚患者，嘱患者勿改变原来体位，以防断端向肌肉深层陷入。若残端部分针身显露于体外，可用手或者镊子将针起出；如残端与皮肤相平，可挤压针孔两旁，使断端暴露体外，用镊子取出；如残端完全陷入皮下，则应在X线下定位，手术取出	认真检查针具，对不符合质量要求的应剔除不用。选针时，针身的长度要比准备刺入的深度长。针刺时，不要将针身全部刺入，应留一部分在体外。进针时，如发生弯针，应立即出针，不可强行刺入。对于滞针和弯针，应及时正确处理，不可强行拔出
血肿	针尖弯曲带钩，使皮肉受损或针刺时误伤血管	出针后，局部呈青紫色或肿胀疼痛	微量出血或针孔局部小块青紫，是小血管受损引起，一般不必处理，可自行消退。如局部青紫较重或活动不便者，在先行冷敷止血后再行热敷，或按揉局部，以促使局部瘀血消散	仔细检查针具，熟悉人体解剖部位，避开血管针刺，出针时立即用消毒干棉球按压针孔
刺伤神经及内脏	多因针刺方向、深度不当或手法不当造成	针刺损伤的脏器不同，则表现不同。如前胸、侧胸、后背部皮肉浅薄，靠近胸腔，针刺过深可能引起气胸；下腹部膀胱充盈时，可能刺破膀胱；颈部有大血管，针刺可能引发大出血；后头部针刺方向错误时可能损伤延髓	及时出针，轻者休息以待恢复，重者进行抢救，外周神经损伤可用维生素B族药物治疗	熟悉人体解剖部位，避开一些特殊部位，注意针刺角度、方向和深度

（八）腰痛的针灸治疗理论

腰痛是以自觉腰部疼痛为主证的一类疾病，相当于西医的腰部软组织损伤、腰肌劳损、腰椎病变、椎间盘病变、类风湿等疾病。表现为腰部重痛、酸麻，拘急不可俯仰或痛连臀腿。本病与感受外邪、跌仆损伤、年老体衰、劳欲过度等因素有关。基本病机是腰部经络不通，气血痹阻，或肾精亏虚，腰部失养。治疗以通经止痛为主，主穴是肾俞、大肠俞、委中、阿是穴，寒湿腰痛加腰阳关，瘀血腰痛加膈俞，肾虚者加命门。

任务解析

本次任务要求为导入病例做出初步诊断，提出针刺治疗方案。分析如下。

（一）病例特点

1.病因及诱因　中年女性患者，有腰痛史。此次起病前曾劳累过度。

2.主要症状特点　腰部酸痛，右下肢麻木。

患者有腰部酸痛、腰部活动受限症状，右下肢直腿抬高试验（+），舌淡，苔薄白，脉细，劳累加重，结合腰部 CT 可诊断为腰痛（肾虚腰痛证）。

（二）确定针灸处方

主穴：肾俞、大肠俞、委中。

配穴：命门。

疗程：每天 1 次，连续 7d 为 1 个疗程，一般治疗 1~2 个疗程。

任务实施及评分标准

对该案例患者的针刺操作流程见表 1-6。

表 1-6　针刺操作流程表

操作流程		内容要点	评分	注意事项
操作前	核对	核对患者基本信息、诊断、临床症状、既往史及针刺部位	2	
	评估	评估患者针刺部位皮肤状况，心理状态及合作程度	3	
	沟通	交代针刺治疗的必要性、操作流程，了解患者疼痛耐受程度等，取得患者理解	4	态度和蔼
	环境准备	环境整洁，温湿度适宜，必要时用屏风遮挡	4	
	医生准备	着装整洁，洗净双手，戴好口罩、帽子	4	

续表

操作流程		内容要点	评分	注意事项
操作前	物品准备	治疗盘，一次性毫针、口罩、帽子，碘伏，棉签，弯盘，浴巾，手消毒剂，利器盒，垃圾分类桶等	8	根据患者的性别、年龄、胖瘦、体质、病情、病位及所取腧穴，选取长短、粗细适宜的针具。如男性，体壮、形肥且病位较深者，可选取稍粗稍长的毫针。反之若为女性，体弱、形瘦、病位较浅者，则应选用较短、较细的针具。检查针灸针包装是否完好，针具是否完整
操作中	摆放体位	患者取俯卧位，充分暴露腰部及腿部施针部位	5	根据病情选择体位，以患者舒适，医生便于操作为宜；注意遮挡，保护患者隐私
	定穴	定位肾俞、大肠俞、委中、命门穴位置	12	定位准确、规范
	消毒	医生常规进行手消毒，针刺部位用碘伏棉签消毒	5	严格遵守无菌原则
	进针	取针灸针，采用单手进针法将毫针刺入选定腧穴，以右手拇指、示指持针，中指端紧靠穴位，指腹抵住针体下端，当拇指、示指向下用力时，中指也随之屈曲，将针刺入所需深度	12	勿将针身全部刺入，以防断针；命门穴向上斜刺0.5~1寸，可用灸法
	行针	通过捻转或者提插，使患者产生局部酸、麻、胀、重等感觉，或向远处传导，即"得气"	6	询问患者针刺部位是否有酸、麻、胀、重等得气感，是否有晕针、疼痛难忍等不适情况
	留针	针刺得气后，将针留置于腧穴内20~30min，留针间歇可行针或接通电针仪以增强疗效	5	一般急性病可留针15~20min，慢性病可留针30min左右。留针过程中注意保暖，嘱患者保持体位，密切观察患者有无晕针、滞针等情况。如加电针应注意观察电流强度是否适宜并及时调整
	出针	以左手拇指、示指持消毒干棉签按住针孔周围皮肤，右手持针轻微捻转并慢慢提至皮下，迅速拔出并用消毒棉签按压针孔防止出血	8	检查针数，防止遗漏
操作后	告知	腰部保暖，避免受凉，避免劳累	4	
	整理	协助患者整理衣物，取舒适卧位，整理用物，洗手	4	
	记录	记录针刺时间、部位及患者反应	4	
综合素质	态度和蔼，言语恰当，举止行为沉着冷静		4	
	操作过程熟练规范		4	
	密切关注患者情况，体现人文关怀		2	

任务拓展

（一）肩痹的针刺治疗

肩痹是以肩部弥漫性持续性疼痛伴活动受限为主要症状的一种疾病。风寒是本病的重要诱因，故又称"漏肩风"，好发于 50 岁左右的成人，相当于西医的肩关节周围炎。肩痹的诊断及针刺治疗见表 1-7。

表 1-7　肩痹的诊断及针刺治疗

诊断及治疗	内容要点	注意事项
病因病机	本病病位在肩部的经脉和经筋。五旬之人，正气不足，营卫渐虚，局部感受风寒，或劳累闪挫，或习惯偏侧而卧，筋脉受到长期压迫，遂致气血阻滞，以致患处肿胀粘连，最终关节僵直，肩臂不能举动，而成肩痹	
主症	表现为肩周疼痛、酸重，日轻夜重，晨起关节活动后疼痛减轻，肩部伴有广泛的压痛，主动和被动外展、后伸、上举等动作受限；早期以疼痛为主，后期以功能障碍为主，可出现肌肉萎缩	
辨证要点	1. 以肩前近腋部疼痛为主，后伸疼痛加剧者，属手太阴经证 2. 以肩前外侧压痛为主，外展疼痛加剧者，属手阳明经证 3. 以肩外侧压痛为主，外展疼痛加剧者属，属手少阳经证 4. 以肩后侧压痛为主，内收时疼痛加剧者，属手太阳经证	
处方配穴	治法：通经活络，疏经止痛 主穴：肩髃、肩髎、肩前、阿是穴、阳陵泉、条口 配穴：上臂痛加臂臑、曲池 　　　肩胛痛加天宗 　　　太阴经证加列缺 　　　阳明经证加合谷 　　　少阳经证加外关 　　　太阳经证加后溪	
操作方法	1. 患者取坐位 2. 采用单手进针法，先针刺远端穴位，嘱患者活动肩部；阳陵泉深刺或透向阴陵泉；条口可直刺或透向承山（可用强刺激）；余按常规针刺，平补平泻 3. 每天 1 次，7d 为 1 个疗程，一般治疗 1~2 个疗程	肩前穴要把握好针刺角度和方向，勿向内斜刺、深刺

（二）面瘫的针刺治疗

面瘫是以口眼向一侧歪斜、眼睑闭合不全为主要症状的一种疾病。相当于西医的面神经麻痹。面瘫的诊断及针刺治疗见表 1-8。

表 1-8　面瘫的诊断及针刺治疗

诊断及治疗	内容要点	注意事项
病因病机	面瘫的发生常与劳作过度、正气不足、风寒或者风热乘虚而入等因素有关，病位在面部经筋，基本病机是气血痹阻，经筋功能失调	

续表

诊断及治疗	内容要点	注意事项
主症	口眼㖞斜。突然出现一侧面部肌肉板滞，额纹消失，眼裂增大，露睛流泪，鼻唇沟变浅，口角下垂歪向健侧，病侧不能皱眉、蹙额、闭目、露齿、鼓颊	部分患者初起时有耳后疼痛，味觉减退、听觉过敏
处方配穴	治法：祛风通络，疏调经筋 主穴：阳白、颧髎、风池、翳风、地仓、颊车、合谷 配穴：鼻唇沟平坦加迎香 　　　人中沟歪斜加水沟 　　　目不能合、抬眉困难加攒竹 　　　听觉过敏加听宫 　　　味觉减退加廉泉	风池穴针刺时针刺向下、向鼻尖方向斜刺0.8～1.2寸
操作方法	1. 患者取仰卧位 2. 采用单手进针法，平补平泻，起病1周内面部穴位针刺手法宜浅、宜轻 3. 每天1次，7d为1个疗程，一般治疗1～2个疗程	急性期面部穴位刺激手法不宜过重

（余　路　张晓松）

任务二
电针技术

任务目标

1. 掌握电针技术操作方法。
2. 在熟悉针刺异常情况的基础上，熟悉电针注意事项。
3. 能熟练运用电针为患者进行治疗。

任务导入

章某，女，51岁。患者左侧肩部疼痛伴活动不利3个月，1周前受凉后肩部疼痛加重。查体：肩前外侧、肩胛压痛明显，外展时加重。舌淡，苔薄白，脉弦紧。请根据患者病情做出初步诊断，提出合理的电针治疗方案。

相关理论知识

电针技术，是针刺得气后，应用电针仪输出接近人体生物电的微量电流，通过毫针作用于人体以防治疾病的一种针刺方法。电针法是毫针与电生理效应的结合，可以提高治疗效果，减轻手法捻针的工作量，已经成为临床普遍使用的治疗方法（图1-12）。

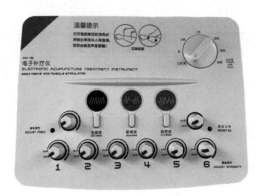

图 1-12　电针仪

（一）常用电针刺激参数选择

电针刺激参数包括波形、波幅、波宽、频率和持续时间等，综合体现为刺激量。电针的刺激参数如同针刺手法与药物剂量，对临床疗效有着重要的影响，电针的常用参数见表 1-9。

表 1-9　电针的常用参数

波形		特点	适用范围	示图
连续波	密波	频率高于 30Hz 的连续波	能降低神经应激功能，常用于镇痛、镇静、缓解肌肉和血管痉挛及针刺麻醉	
	疏波	频率低于 30Hz 的连续波	刺激作用较强，能引起肌肉收缩，提高肌肉韧带张力，常用于治疗痿症，各种肌肉、关节及韧带的损伤	
疏密波		疏波和密波交替出现的一种波形，疏密交替持续的时间各约 1.5s	能克服单一波形产生电适应的特点，并能促进代谢、血液循环、改善组织营养、消除炎症水肿等，常用于外伤、关节炎、痛症、面瘫、肌肉无力等	见图 1-13
断续波		有节律地时断时续自动出现的组合波，断时在 1.5s 时间内无脉冲电流输出；续时脉冲电流连续工作 1.5s	不易产生电适应性，刺激作用较强，能提高肌肉组织的兴奋性，对横纹肌有良好的刺激收缩作用，常用于治疗痿症、瘫痪	

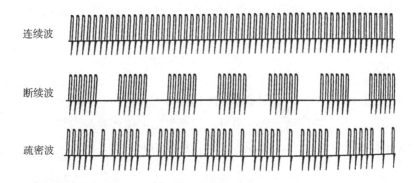

图 1-13　电针的波形

（二）电针的选穴

电针的选穴与毫针刺法的选穴方法相同，按电回路要求，选穴宜成对，一般取同侧肢体 2~4 对穴位。

（三）电针的作用与适应证

电针疗法具有止痛、镇静、促进气血循环、调节肌张力的作用，适应范围基本与毫针刺法相同，还可以用于针刺麻醉，适应范围广泛。

（四）电针注意事项

1. 电针刺激量较大，需要防止晕针；体质虚弱、精神紧张者，尤应注意电流不宜过大；年老、体弱、醉酒、饥饿、过饱、过劳等，不宜用电针，孕妇亦当慎用电针。
2. 使用前须检查电针仪性能是否完好。治疗后需将输出调节电钮全部退至零位。
3. 调节电流时，不可突然增强，以防肌肉强烈收缩，造成弯针或断针。
4. 毫针的针柄如经过温针火烧之后，因表面氧化而不导电，不宜使用。

（五）电针禁忌

1. 心脏病患者应避免电流回路通过心脏。尤其是安装心脏起搏器者，应禁止使用电针。
2. 在接近延髓、脊髓部位使用电针时，电流量宜小，切勿通电太强，以免发生意外。

（六）肩痹的针灸治疗理论

详见任务一 毫针技术中的任务拓展相关内容。

任务解析

本次任务要求为导入病例做出初步诊断，提出电针治疗方案。分析如下。

（一）病例特点

1. **病因及诱因** 中老年女性患者，有肩部疼痛史。此次起病前曾受凉。
2. **主要症状特点** 肩部疼痛，肩关节活动受限，肩前外部、肩胛压痛明显，外展时加重。

患者有肩部疼痛、活动受限典型症状，可诊断为肩痹（阳明经证）。

（二）确定针灸处方

主穴：肩髃、肩髎、肩前、阳陵泉、条口。
配穴：合谷、天宗。
疗程：每天 1 次，7d 为 1 个疗程，一般治疗 1~2 个疗程。

任务实施及评分标准

对该案例患者的电针操作流程见表1-10。

表1-10   电针操作流程表

操作流程		内容要点	评分	注意事项
操作前	核对	核对患者基本信息、诊断、临床症状、既往史及针刺部位	4	
	评估	评估患者针刺部位皮肤状况，心理状态及合作程度	3	
	沟通	交代针刺治疗的必要性、操作流程，了解患者疼痛耐受程度等，取得患者理解	4	态度和蔼
	环境准备	环境整洁，温湿度适宜，必要时用屏风遮挡	2	
	医生准备	着装整洁，洗净双手，戴好口罩、帽子	3	
	物品准备	治疗盘，一次性毫针、口罩、帽子，碘伏，棉签，弯盘，浴巾，电针治疗仪，手消毒剂，利器盒，垃圾分类桶等	8	根据患者的性别、年龄、肥瘦、体质、病情、病位及所取腧穴，选取长短、粗细适宜的针具。如男性、体壮、形肥且病位较深者，可选取稍粗稍长的毫针。反之若为女性、体弱、形瘦、病位较浅者，则应选用较短、较细的针具。检查针灸针包装是否完好，针具是否完整
操作中	摆放体位	患者取坐位，充分暴露肩部、手背、小腿施针部位	2	根据病情选择体位，以患者舒适，医生便于操作为宜；注意遮挡，保护患者隐私
	定穴	肩髃、肩髎、肩前、阳陵泉、条口、合谷、天宗穴位置	12	定位准确规范
	消毒	医生常规进行手消毒，针刺部位用碘伏棉签消毒	2	严格遵守无菌原则
	进针	使用单手进针法将毫针刺入选定腧穴： 1. 先刺远端穴，阳陵泉深刺或透向阴陵泉；条口可直刺或透向承山，强刺激后鼓励患者活动肩部 2. 其余腧穴常规针刺，平补平泻	12	勿将针身全部刺入，以防断针；肩前穴要把握好针刺角度和方向，勿向内斜刺、深刺；天宗穴直刺或斜刺0.5~1寸，遇阻力不可强行进针，以免造成气胸
	行针	通过捻转或者提插，使患者产生局部酸、麻、胀、重等感觉，或向远处传导，即"得气"	4	询问患者针刺部位是否有酸、麻、胀、重等得气感，是否有晕针、疼痛难忍等不适情况
	通电	1. 输出电位器调到"0"位 2. 将同组两根导线分别连在两个针柄上 3. 打开电源开关 4. 选择连续波 5. 缓慢调节输出电流量（从小到大）至所需强度 6. 定时20~30min	12	每次选择2~4个穴位接电针仪，观察电流强度是否适宜并及时调整，后期可选择疏密波。留针过程中注意保暖，嘱患者保持体位，密切观察患者有无晕针、滞针等情况

续表

操作流程		内容要点	评分	注意事项
操作中	出针	1. 将输出电位器归至"0"位 2. 关闭电源 3. 取下导线 4. 以左手拇指、示指持消毒干棉签按住针孔周围皮肤，右手持针轻微捻转并慢慢提至皮下，迅速拔出并用消毒棉签按压针孔防止出血	10	检查针数，防止遗漏
操作后	告知	避免受风，避免劳累，坚持爬墙、拉绳等功能锻炼	4	
	整理	协助患者整理衣物，取舒适卧位，整理用物，洗手	4	
	记录	记录针刺时间、部位及患者反应	4	
综合素质		态度和蔼，言语恰当，举止行为沉着冷静	4	
		操作过程熟练规范	4	
		密切关注患者情况，体现人文关怀	2	

（余　路　梅清鲜）

任务三
拔罐技术

任务目标

1. 掌握拔罐技术操作方法。
2. 能熟练处理拔罐异常情况。
3. 能运用拔罐技术为腹胀、腰腿痛、软组织闪挫伤等患者进行拔罐治疗。

任务导入

王某，男，25 岁，学生。一天前打球时右踝关节扭伤，症见右踝关节及足背肿胀，压痛明显，右足活动受限，右足正侧位片提示"未见明显异常"，舌淡，苔薄白，脉弦紧。请根据患者病情做出初步诊断，提出合理的拔罐治疗方案。

相关理论知识

拔罐法，是指以罐为工具，利用燃火、抽气等方法排除罐内的空气，造成负压，使之吸附于腧穴或应拔部位的体表，使局部皮肤充血、瘀血，以达到防治疾病的目的的方法。

（一）罐的种类

临床上罐的种类很多，根据材质的不同分为竹罐、陶罐、玻璃罐、抽气罐等，最常用的是玻璃罐，其种类与优缺点见表1-11。

表1-11　罐的种类与优缺点

名称	材质	优点	缺点	示图
竹罐	竹	取材简单，不易摔碎，适于煮罐	容易爆裂、漏气，无法观察罐内情况	见图1-14
陶罐	陶土	吸附力大，易于高温消毒	质重、易碎	见图1-15
玻璃罐	玻璃	质地透明，便于观察罐内瘀血、充血情况，以便随时调整	导热性好，易烫伤皮肤，易碎	见图1-16
抽气罐	透明塑料	操作简单、安全、无火，不易摔碎	无温热刺激	见图1-17

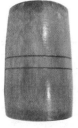

图1-14　竹罐　　　　图1-15　陶罐　　　　图1-16　玻璃罐　　　　图1-17　抽气罐

（二）吸附方法

1．火吸法　利用火在罐内燃烧产生的热力排出罐内的空气以形成负压，使罐吸附在皮肤上的方法称火吸法，常用闪火法（图1-18），具体操作如下：一手握住罐体，罐口朝下，另一手持止血钳夹持95%的酒精棉球，将棉球点燃后在罐内绕1~3圈，立即将火退出，迅速将罐扣于应拔部位。

2．水吸法　利用沸水排出罐内的空气以形成负压，使罐吸附在皮肤上的方法称水吸法，又称煮罐法。将竹罐置于沸水或

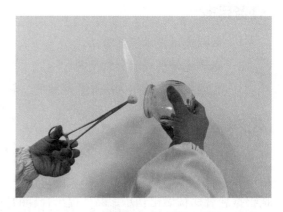

图1-18　闪火法

药液中煮沸2~3min，然后用镊子将罐倒置夹起，提出后快速用干毛巾捂住罐口，吸去表面水分，趁热吸附于皮肤上。根据病情可选择不同中药液。

3．抽气吸法　先将抽气罐紧扣在皮肤上，再用抽气筒抽出罐内空气以形成负压的吸附方法称抽气吸法（图1-19）。

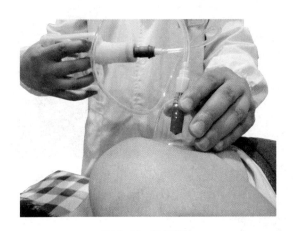

图 1-19 抽气吸法

（三）拔罐方法

临床上常用的拔罐方法有留罐、走罐、闪罐、刺血拔罐和留针拔罐，拔罐方法与示范见表 1-12。

表 1-12 拔罐方法与示范

名称	操作方法	适用范围	示范
留罐	又称坐罐法，即将罐吸附在皮肤上后停留在皮肤表面 10～15min，然后将罐起下	适用于大多数疾病及部位	见图 1-20
走罐	又称推罐法，拔罐前先在皮肤表面上涂凡士林等润滑剂，然后将罐拔住，医者握住罐体来回推动，至所拔部位皮肤发红、充血、瘀血后将罐起下	适合面积较大、肌肉丰厚部位，如腰背、臀部、大腿等处	见图 1-21
闪罐	将罐拔住后立即起下，如此反复多次直至所拔部位皮肤潮红、充血、瘀血	多用于皮肤麻木、疼痛或功能减退等慢性疾病，尤其适于不宜留罐的患者，如小儿、年轻女性的面部皮肉浅薄部位	见图 1-22
刺血拔罐	又称刺络拔罐，即在施术部位消毒后用三棱针点刺出血或用皮肤针叩刺后再将罐吸附于皮肤表面，使之出血	多用于丹毒、扭伤、乳痈等	见图 1-23
留针拔罐	在针刺留针时将罐吸附在以针为中心的皮肤上，5～10min，待皮肤潮红、充血或瘀血后将罐起下，然后将针取出	适用于既需针刺又需拔罐的疾病	见图 1-24

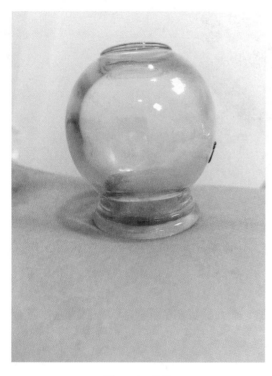

图 1-20　留罐

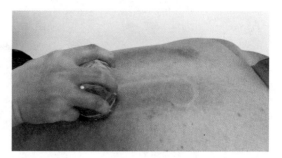

图 1-21　走罐

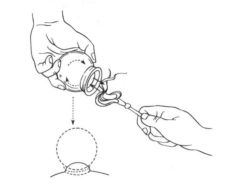

图 1-22　闪罐

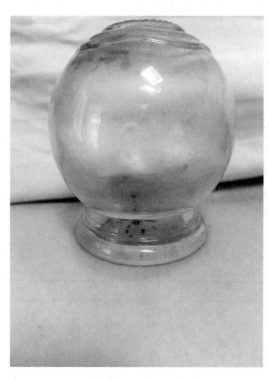

图 1-23　刺血拔罐

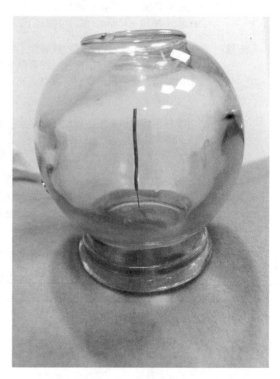

图 1-24　留针拔罐

（四）拔罐的作用和适应证

拔罐法具有通经活络、行气活血、消肿止痛、祛风散寒等作用，一般适用于风寒湿痹、颈肩腰腿痛、关节痛、软组织闪挫扭伤及感冒、头痛、咳嗽、哮喘、腹痛、腹胀、呕吐、中风等疾病。

（五）拔罐注意事项

1. 拔罐时要适当选择肌肉丰厚的部位，若体位不当或有所移动，骨骼凹凸不平，毛发较多的部位，罐易脱落，不适宜拔罐。

2. 拔罐时要根据所拔部位皮肤面积的大小选择大小合适的罐具。

3. 拔罐时应注意避免灼伤或烫伤皮肤。若烫伤或留罐时间过长可导致皮肤起水疱，小的水疱无须特殊处理，可以用纱布覆盖，防止擦破即可；若水疱较大，可消毒后用注射器将水液抽出，涂烫伤膏等，并覆上消毒纱布，预防感染。

4. 皮肤有过敏、溃疡、水肿及心脏、大血管分布处，不宜拔罐；高热抽搐及孕妇的腹部、腰骶部，亦不宜拔罐；出血性疾病者不宜刺络拔罐。

5. 用火罐法拔罐时应注意防火。

（六）筋伤的拔罐治疗理论

急性踝关节扭伤是在直接暴力、间接暴力和扭转暴力等外力作用下导致踝关节韧带、肌腱、关节囊等软组织损伤，从而引起的以踝关节疼痛、肿胀和活动受限为主要表现的一种疾病。急性踝关节扭伤属中医"筋伤"范畴，病因病机主要由于外力使筋经、络脉受损，气滞血瘀、血脉运行不畅所致。治疗以活血化瘀，通络止痛为目的，可选取解溪、昆仑、申脉、照海、阿是穴等进行针刺后拔罐或者刺络拔罐。

任务解析

本次任务要求为导入病例做出初步诊断，提出拔罐治疗方案。分析如下。

（一）病例特点

1. **病因及诱因** 年轻男性患者，有急性踝关节扭伤病史。

2. **主要症状特点** 右踝关节及足背肿胀疼痛，活动受限。

患者右踝关节及足背肿胀疼痛，活动受限，结合右足正侧位片可诊断为筋伤。

（二）确定拔罐处方

主穴：阿是穴。

疗程：急性期先刺络拔罐1次，后期可根据肿胀程度和疼痛情况隔天施术1次，直至痊愈。

任务实施及评分标准

对该案例患者的拔罐操作流程见表 1-13。

表 1-13　拔罐操作流程表

操作流程		内容要点	评分	注意事项
操作前	核对	核对患者基本信息、诊断、临床症状、既往史及拔罐部位	2	
	评估	评估患者拔罐部位皮肤状况，心理状态及合作程度	3	
	沟通	交代拔罐治疗的必要性、操作流程，了解患者疼痛耐受程度等，取得患者理解	4	态度和蔼
	环境准备	环境整洁，温湿度适宜	4	
	医生准备	着装整洁，洗净双手，戴好口罩、帽子	4	
	物品准备	治疗盘，一次性口罩、帽子、手套、梅花针，消毒玻璃罐，血管钳，打火机，95%酒精，棉球，碘伏，棉签，弯盘，手消毒剂，利器盒，垃圾分类桶等	8	根据患者的性别、年龄、肥瘦、体质、病情、病位及所取腧穴，选取大小适宜的罐。如男性、体壮、形肥、肌肉丰厚者，可选取稍大的罐。反之若为女性、体弱、形瘦娇小者，则应选用稍小的罐。检查罐是否完好无损，罐口是否光滑平整
操作中	摆放体位	患者取仰卧位，抬高患足，充分暴露足部施罐部位	5	根据病情选择体位，以患者舒适，医者便于操作为宜；注意遮挡，保护患者隐私
	定穴	定位阿是穴位置	12	
	消毒	医生常规进行手消，戴手套，拔罐部位用碘伏棉签消毒	9	严格遵守无菌原则
	针刺	用梅花针对选定穴位皮肤进行叩刺，以中、重刺激为宜	8	轻刺仅现潮红、充血，适用于头面部，适用于老弱妇女、虚证、久病者；中刺明显潮红，但不出血，适用于一般部位；重刺明显潮红，微有出血，适用于青年体壮、实证、新病者
	拔罐	以出血部位为中心，通过闪火法将罐吸附在阿是穴皮肤上： 1. 一手握住罐体，罐口朝下 2. 另一手持止血钳夹持 95% 的酒精棉球 3. 将棉球点燃后在罐内绕 1~3 圈，立即将火退出，迅速将罐扣于应拔部位	6	棉球蘸取酒精适量，防止酒精过多滴到皮肤上灼烧皮肤；不可烧热罐口，以免烫伤皮肤；操作时注意用火安全

续表

操作流程		内容要点	评分	注意事项
操作中	留罐	待罐吸稳后，将罐留置于施术部位 10～15min	5	留罐过程中注意保暖，嘱患者保持体位，密切观察患者施术部位皮肤颜色及出血情况，密切观察患者有无晕罐、疼痛难忍等不适情况
	取罐	1. 一手握住罐底，另一手拇指按压罐口周围皮肤，使气体进入罐内，将罐取下 2. 用消毒干棉签将皮肤血液擦拭干净 3. 再次碘伏消毒 4. 取手套，洗手	8	取罐时手法轻柔，防止皮肤破损
操作后	告知	嘱患者保持施术部位皮肤干燥，24h 内不要沾水	4	
	整理	协助患者整理衣物，取舒适卧位，整理用物（使用后的火罐送消毒供应中心集中消毒处理），洗手	4	一人一罐，防止交叉感染
	记录	记录拔罐时间、部位及患者反应	4	
综合素质		态度和蔼，言语恰当，举止行为沉着冷静	4	
		操作过程熟练规范	4	
		密切关注患者情况，体现人文关怀	2	

任务拓展

（一）腹胀的拔罐治疗

腹胀是指胃肠道存在过量气体，感觉胃脘部及脘腹以下整个下腹部胀满不适为主要症状的一种疾病。本病相当于西医的急慢性胃肠炎、胃肠神经官能症、消化不良等。腹胀的诊断及拔罐治疗见表 1-14。

表 1-14　腹胀的诊断及拔罐治疗

任务分析	内容要点	注意事项
病因病机	本病病位在脾胃，主要由于痰湿内阻或肝郁气滞，脾胃受损，脾胃运化失司，升降失常，气机不畅，而出现腹部胀满的症状	
主症	表现为腹部胀满，叩之如鼓，食欲不振，食少饱闷，恶心嗳气，四肢乏力等	
辨证要点	1. 以恶心呕吐，伴有头昏、头晕，头重如裹，身重困倦，或见咳嗽痰多，口淡不渴多属痰湿内阻 2. 以腹部胀闷不舒，痞塞满闷，胸胁胀满，嗳气则舒，善太息，心烦易怒，常常因情志因素加重者多属肝郁气滞	
处方配穴	主穴：中脘、天枢、胃俞、脾俞 配穴：痰湿内阻加丰隆、足三里 　　　肝郁气滞加肝俞、期门	

续表

任务分析	内容要点	注意事项
操作方法	1. 先仰卧，闪火法拔中脘、天枢 2. 再俯卧，闪火法拔胃俞、脾俞 3. 上述穴位拔罐后留罐 10min，隔日 1 次，5 次为 1 个疗程	根据选用腧穴选择合适体位；注意用火安全；留罐过程中嘱患者保持体位，注意保暖，密切观察患者施术部位皮肤颜色，及有无晕罐、疼痛难忍等不适情况

（二）腰痛的拔罐治疗

腰痛是以自觉腰部疼痛的一种疾病，相当于西医的腰椎间盘病变、腰肌劳损、腰部软组织损伤等。腰痛的诊断及拔罐治疗见表 1-15。

表 1-15　腰痛的诊断及拔罐治疗

任务分析	内容要点	注意事项
病因病机	腰痛的发生常与感受外邪、年老体弱、跌扑损伤、劳欲过度等因素有关，基本病机是气血痹阻，经络不通或肾精亏虚，腰部失养	
主症	腰部疼痛或痛连臀腿	
处方配穴	主穴：肾俞、大肠俞、阿是穴 配穴：肾虚腰痛加命门、足三里 　　　寒湿腰痛加腰阳关、腰俞 　　　瘀血腰痛加膈俞、血海	
操作方法	1. 患者取俯卧位 2. 用闪火法吸拔，腰背部可先走罐，然后在腰部固定穴位留罐，时间 10 ~ 15min 3. 对于局部麻木疼痛的，可用闪罐，反复吸拔数次后留罐 4. 对于局部瘀血的，可用刺血拔罐，出血量以 5 ~ 10ml 为宜，每次取穴不超过 3 个 5. 隔日 1 次，5 次为 1 个疗程	根据选用腧穴选择合适体位；注意用火安全；留罐过程中嘱患者保持体位，注意保暖，密切观察患者施术部位皮肤颜色，及有无晕罐、疼痛难忍等不适情况

（张　健　杨婉婧）

任务四

艾灸技术

任务目标

1. 掌握艾条灸和隔物灸的操作方法。
2. 熟悉艾灸的注意事项。

3．能为原发性痛经、痹证等患者进行艾灸治疗。

任务导入

张某，女，20岁，未婚。经行腹痛4年。14岁初潮，既往月经规律，平素喜食寒凉之品。经期小腹冷痛，持续数小时至2～3d，得温可减，痛连腰骶，痛甚伴恶心呕吐、大便稀溏，经血色紫黯有块。查体：妇科检查无异常，舌紫黯，苔薄，脉沉紧。请根据患者病情做出初步诊断，提出合理的艾灸治疗方案。

相关理论知识

艾灸疗法，又称灸法，是用某些燃料熏灼或温熨体表，通过经络的调整作用，达到防治疾病目的的一种方法。

（一）施灸材料

1．**艾叶**　别名艾蒿、灸草，气味芳香，辛温易燃，具有祛寒通经的作用，故多用作灸料，因此，灸法被人们称为"艾灸"。

2．**艾绒**　是艾叶经过加工后制成细软棉绒状的艾制品。艾绒易于燃烧，便于搓捏成大小不同的艾炷，且燃烧时火力温和，能穿透皮肤，直达深部，而艾叶的药物功效又有助于提高临床疗效。因此，几千年来艾绒一直是灸法的主要施灸材料。

3．**艾炷**　即将纯净的艾绒放在平板上，用手搓捏成大小不等的圆锥形艾炷，置于施灸部位点燃而治病。目前临床广泛应用。艾炷根据其大小常分为大、中、小三号，大如蚕豆，中如莲子，小如麦粒（图1-25）。

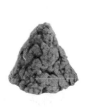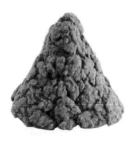

图1-25　艾炷

（二）艾灸的种类

1．**艾条灸**　即将艾条一端点燃，对准腧穴或病患处进行熏烤的一种方法。临床常用的有温和灸、雀啄灸及回旋灸三种，艾条灸的操作方法与示范见表1-16。

表 1-16　艾条灸的操作方法与示范

名称	操作方法	适用范围	示范
温和灸	将艾条一端点燃，对准腧穴部位或患处，距皮肤 2～3cm 处进行熏烤，以局部有温热感而无灼痛为宜，一般每穴灸 3～5min，使皮肤红润为度	临床应用广泛，可用于一切灸法适用的病证	见图 1-26
雀啄灸	将点燃的艾条，对准腧穴或患处，像鸟雀啄食状，一上一下移动熏灸。此法热感较强	适用于患部面积小或小儿疾患、胎位不正等	见图 1-27
回旋灸	将点燃的艾条，在腧穴或患处，做左右方向的移动，或反复地旋转烤灸。此法热感较广	适用于患部面积大或风寒湿痹、瘫痪等	见图 1-28

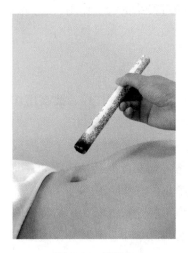

图 1-26　温和灸

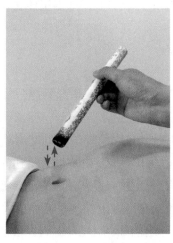

图 1-27　雀啄灸

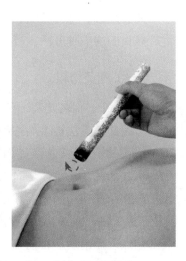

图 1-28　回旋灸

2．**艾炷灸**　可分为直接灸和间接灸两类。直接灸主要是无瘢痕灸，间接灸常用的有隔姜灸和隔蒜灸。艾炷灸的操作方法与示范见表 1-17。

表 1-17　艾炷灸的操作方法与示范

名称		操作方法	适用范围	示范
直接灸	无瘢痕灸	将适宜大小的艾炷直接放置在腧穴上施灸，使局部皮肤充血、红晕，不灼伤皮肤，灸后不留瘢痕	适用于一切虚寒性疾患	见图 1-29
间接灸	隔姜灸	将鲜生姜切成厚约 0.3cm 的薄片，中间用针刺数孔后置于施术部位，上面放艾炷点燃施灸，当艾炷燃尽后，易炷再灸，一般灸 5～10 壮，以局部皮肤红润而不起疱为度	适用于一切虚寒性疾患	见图 1-30
	隔蒜灸	将鲜大蒜切成厚约 0.3cm 的薄片，灸法同隔姜灸	适用于痈疽初起、肺痨、毒虫咬伤等	见图 1-31

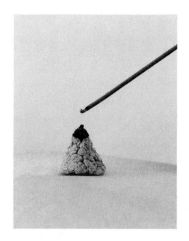

图 1-29 直接灸

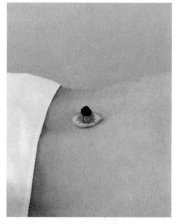

图 1-30 隔姜灸

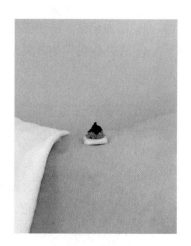

图 1-31 隔蒜灸

3. **温针灸** 是将针刺与艾灸结合应用的一种方法。操作方法与示范见表 1-18。

表 1-18 温针灸的操作方法与示范

名称	操作方法	适用范围	示范
温针灸	针刺得气后在留针的时候，将一小团艾绒捏裹在针柄上，或用一小段艾条穿孔套在针柄上，点燃施灸，使热力通过针身传入穴位深处	适用于既需留针又需艾灸的病证	见图 1-32

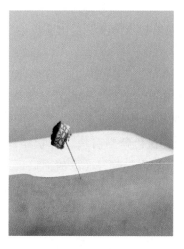

图 1-32 温针灸

（三）艾灸的作用

1. **温经散寒** 适用于风寒湿痹和寒邪所致的胃痛、腹痛、泄泻等。

2. **扶阳固脱** 适用于中气下陷、阳气欲脱所致的虚脱、昏厥、脘腹坠胀、脱肛、阴挺、崩漏等各种虚脱证及虚寒证。

3．**活血化瘀**　适用于瘀血所致痛经、瘰疬、瘿瘤等。

4．**预防保健**　如常灸足三里、关元、气海、中脘等保健穴，能温养气血、预防保健，延年益寿。

（四）艾灸注意事项

1．对实热证、阴虚发热者慎用灸疗。

2．孕妇的腹部和腰骶部不宜施灸。

3．皮肤破溃处，不宜施灸。

4．若局部出现小水疱，勿使破溃，任其吸收，数天后即可愈合。若水疱较大，可用消毒毫针刺破水疱，放出水液，涂以甲紫。

（五）原发性痛经的艾灸治疗理论

痛经以经前或经期发生周期性小腹疼痛或痛引腰骶为主要临床表现。多因经期受寒饮冷或情志不调，以致经血凝滞于胞宫，导致胞宫的气血运行不畅，"不通则痛"；或因素体虚弱，气血不足，冲任失调，胞宫失养，"不荣则痛"。本病相当于西医的原发性痛经。治疗以温养冲任，通经止痛为主，可用悬灸法或隔姜灸法。主穴选中极、气海、三阴交。气血亏虚加脾俞、胃俞；肝肾不足加肝俞、肾俞；寒凝加归来、地机；气滞加肝俞、太冲。

任务解析

本次任务要求为导入病例做出初步诊断，提出艾灸治疗方案。分析如下。

（一）病例特点

1．**病因及诱因**　未婚女性患者，有经行腹痛史。平素喜食寒凉。

2．**主要症状特点**　每遇经期小腹疼痛，随月经周期性发作，得温可减，痛连腰骶，痛甚伴恶心呕吐、大便稀溏，经血色紫黯有块。舌紫黯，苔薄，脉沉紧。妇科检查无异常，结合盆腔 B 超检查可诊断为原发性痛经（寒凝血瘀证）。

（二）确定处方配穴

主穴：中极、气海、三阴交。

配穴：归来、地机。

疗程：每个月经周期在月经前 3～4d 开始治疗，每天 1 次，5 次为 1 个疗程，共治疗 3 个月经周期。

任务实施及评分标准

对该案例患者的艾灸操作流程见表 1-19。

表1-19 艾灸操作流程表

操作流程		内容要点	评分	注意事项
操作前	核对	核对患者基本信息、诊断、临床症状、既往史及艾灸部位	2	
	评估	评估环境温度、主要症状、既往史、是否妊娠、有无出血倾向、艾绒艾烟过敏史、哮喘病史、患者体质及施灸处皮肤情况	5	诊室通风良好,空气清新;室温控制在18~22℃,相对湿度以50%~60%为宜
	沟通	告知艾灸的作用,简单的操作方法及局部感觉,取得患者合作,协助排空二便	4	态度和蔼
	环境准备	环境整洁,温湿度适宜,注意保暖,必要时屏风遮挡	4	
	医生准备	着装整洁,洗净双手,戴好口罩、帽子	6	
	物品准备	治疗盘,一次性口罩、帽子,艾条,打火机,弯盘,灭烟筒,纱布,手消毒剂,垃圾分类桶等,必要时备浴巾	8	
操作中	摆放体位	患者取仰卧位,充分暴露腹部、小腿施灸部位	5	根据病情选择体位,以患者舒适、医者便于操作为宜。注意遮挡,保护患者隐私
	定穴	定位中极、气海、三阴交、归来、地机的位置	15	定位准确、规范
	消毒	医者常规进行手消毒	3	
	施灸	手持艾条,采用温和灸,将点燃的一端对准施灸穴位,灸至局部皮肤微微发红。医者可将另一手的示指、中指置于施灸部位两侧,感知局部温度,随时调节施灸距离。每个腧穴灸3~5min,使皮肤红润为度。灸后艾条放入灭烟筒彻底熄灭。用纱布清洁局部皮肤	24	1. 及时弹去艾灰 2. 观察患者局部皮肤及病情变化,询问患者有无不适 3. 掌握施灸时间,防止烫伤
操作后	告知	嘱患者注意保暖,避免复感风寒,饮食清淡	4	
	整理	协助患者整理衣物及取舒适卧位,整理用物,开窗通风,洗手	6	
	记录	记录治疗时间、部位,皮肤情况及患者感受	4	
综合素质		态度和蔼,言语恰当,举止行为沉着冷静	4	
		操作过程熟练规范	4	
		密切关注患者情况,体现人文关怀	2	

任务拓展

痹证的艾灸治疗

痹证是由风、寒、湿、热等引起的以肢体关节及肌肉酸痛、麻木、重着、屈伸不利,甚或关节肿大灼热等为主症的一类病证。包括西医学的风湿性关节炎、类风湿关节炎、骨性关节炎等。痹证的诊断及艾灸治疗见表1-20。

表 1-20　痹证的诊断及艾灸治疗

诊断及治疗	内容要点	注意事项
病因病机	本病与外感风寒湿热之邪和人体正气不足有关。风寒湿等邪气，在人体卫气虚弱时容易侵入人体而致病。汗出当风、坐卧湿地、涉水冒雨等，均可使风寒湿等邪气侵入机体经络，留于关节，导致经脉气血闭阻不通，不通则痛	
主症	表现为关节肌肉疼痛，屈伸不利	
辨证要点	1. 若疼痛游走，痛无定处，时见恶风发热，舌淡，苔薄白，脉浮，为行痹（风痹） 2. 若疼痛较剧，痛有定处，遇寒痛增，得热痛减，局部皮色不红，触之不热，苔薄白，脉弦紧，为痛痹（寒痹） 3. 若肢体关节酸痛、重着且不移，或有肿胀，肌肤麻木不仁，阴雨天加重或发作，苔白腻，脉濡缓，为着痹（湿痹）	辨证准确
处方配穴	以病痛局部穴为主，结合循经及辨证选穴 主穴：阿是穴、局部经穴 配穴：行痹加膈俞、血海 　　　痛痹加肾俞、腰阳关 　　　着痹加阴陵泉、足三里	
操作方法	1. 根据疼痛部位选取合适体位 2. 温和灸、回旋灸、隔姜灸或温针灸均可 3. 每天 1 次，10 次为 1 个疗程，一般治疗 3 个疗程	艾灸的操作方法可任选一种或数种

（周双双　张　茜）

任务五

刮痧技术

任务目标

1. 掌握刮痧技术的操作方法。
2. 熟悉晕刮的处理方法。
3. 能因地制宜、因病制宜，为项痹、腰痛等患者进行刮痧治疗。

任务导入

李某，女，55 岁。患者一年前常感颈部疼痛不适，后出现右手麻木。近两天因受凉和劳累，颈部及右上肢疼痛加剧，头部向右侧转动时有眩晕感，卧床时可缓解。压颈试验（＋），右臂丛牵拉实验（＋）。舌紫暗，苔白，脉沉紧。请根据患者病情做出初步诊断，提出合理的刮痧治疗方案。

相关理论知识

刮痧疗法，是指应用特制的刮痧器具蘸上具有一定治疗作用的刮痧介质，依据中医经络腧穴理论，在人体体表的腧穴、经络及特定部位进行刮拭，以达到防治疾病目的的一种方法。痧是指在刮痧之后，在刮拭部位皮肤上出现的红、紫、暗青、青黑等颜色的斑点或形态各异的斑块。

（一）刮痧器具及介质

1. 刮痧器具　刮痧板是刮痧的主要器具，可在人体各部位使用。刮痧板的材质有水牛角、玉石、木头、竹子、砭石、陶瓷等。水牛角刮痧板是目前临床上最常用的刮痧工具。其质地坚韧，光滑耐用，加工简便，对人体肌表无毒性刺激和化学不良反应，并具有发散行气、清热解毒、活血化瘀等功效。玉石类刮痧板具有清热、润肤、美容的作用，常用于面部刮拭。木质、竹质的刮痧板质地较为柔韧。如檀香木具有行气温中、开胃止痛、提神静心之功，沉香则具有行气止痛、温中止呕、纳气平喘之效，为临床所常用。砭石刮痧板则具有镇静、安神、祛寒的作用。除此之外，一些生活常见用品如陶瓷调羹、金属硬币、牛角梳等也可以作为刮痧器具，只要器具具有钝圆的边，不宜损伤皮肤即可使用。

从形状上来说，常见的刮痧板有长方形、三角形、鱼形等。无论何种外形，最好选择两边厚薄不一致的，厚的一边可以作为日常保健用，薄的一边可以做理疗用。

2. 刮痧介质　刮痧治疗时，为减少刮痧时的阻力，减轻刮拭部位的疼痛，避免皮肤损伤，增强刮痧疗效，操作之前必须给刮拭部位皮肤涂上适量的润滑剂，即刮痧介质。目前常用的刮痧介质包括刮痧油和刮痧乳两大类。刮痧油是最常用的刮痧介质，包括刮痧润肤油和刮痧活血油，均由天然植物油加天然中药成分制作而成，具有润滑皮肤、开泄毛孔、排毒驱邪、疏通经络、活血化瘀、清热解毒等功效。临床可以针对强身保健、疾病治疗等不同情况而选择使用。刮痧乳是天然植物合成的乳剂，具有改善血液循环、新陈代谢、润滑护肤的作用，适用于面部刮痧。另外，祛风油、风油精、紫草油、酒、药酒、中药煎剂、植物油以及水等，都可以作为刮痧介质，亦可根据临床不同需要而选择使用。

（二）持板方法

在进行刮痧操作时，通常运用右手持刮痧板进行各种刮痧手法操作，称为"持板手"，左手起辅助作用，称为"辅助手"，临床操作时双手协同，紧密配合。持板方法根据临床运用的刮痧方法的不同而有所不同。下面主要介绍长方形刮痧板的持板方法，见表1-21。

表1-21　持板的基本方法与示范

名称	操作方法	示范
刮法持板方法	将刮痧板的长边放入持板手中，紧贴掌心，大拇指与另外四个手指自然弯曲，分别放在刮痧板的两面	见图1-33
揉按法持板方法	将刮痧板的一个棱角放入持板手中，紧贴掌后鱼际、小鱼际之间，大拇指与另外四个手指自然弯曲，分别放在刮痧板的两面	见图1-34
拍法持板方法	持板手拇指、示指分别位于刮痧板两面持一个短边，使刮痧板其他三个边呈游离状态	见图1-35

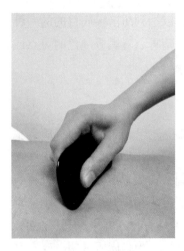

图 1-33　刮法持板方法

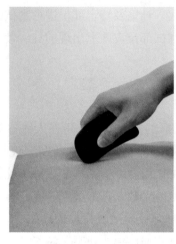

图 1-34　揉按法持板方法

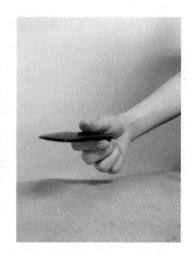

图 1-35　拍法持板方法

（三）常用刮痧法

常用的刮痧方法包括刮法、角推法、点按法、角揉法、拍打法，见表 1-22。

表 1-22　常用的刮痧方法与示范

名称	操作方法	适用部位	示范
刮法	按照刮法持板方法手持刮痧板，刮拭时刮痧板的长边接触刮痧部位皮肤，刮痧板向刮拭方向倾斜 45°～90°，利用腕力多次向同一方向刮拭，应有一定刮拭长度	适用于身体比较平坦的部位	见图 1-36
角推法	按照揉按法持板方法手持刮痧板，应用刮痧板的棱角接触刮痧部位皮肤，稍用力下压后向同一方向直线推移	适用于全身各部位的经络循行线	见图 1-37
点按法	按照揉按法持板方法手持刮痧板，刮痧板的棱角与操作部位呈 90° 垂直，由轻到重逐渐加力下压然后抬起	适用于肌肉比较丰厚部位的腧穴	见图 1-38
角揉法	按照揉按法持板方法手持刮痧板，用刮痧板的棱角附着于操作部位，做连续柔和的回环旋转揉动	主要针对全身各个部位的腧穴、病灶进行点的刺激	见图 1-39
拍打法	按照拍法持板方法手持刮痧板，在腕关节自然屈伸的带动下，用刮痧板一端的平面有节奏地拍击操作部位	多用于四肢，特别是肘窝和腘窝处	见图 1-40

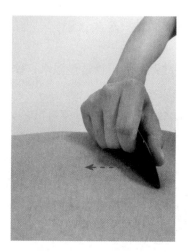

图 1-36 刮法

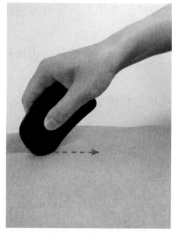

图 1-37 角推法

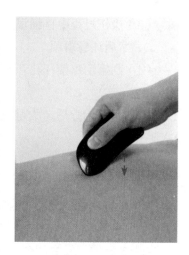

图 1-38 点按法

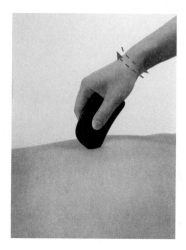

图 1-39 角揉法

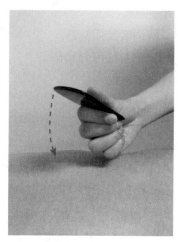

图 1-40 拍打法

（四）刮痧注意事项

1．术前注意事项

（1）刮痧前选择空气流通、空气清新的治疗场所，注意保暖，夏季不可以在有过堂风的地方刮痧。

（2）施术者双手要消毒。刮痧器具也要严格消毒，防止交叉感染。刮拭前须仔细检查刮痧器具，以免刮伤皮肤。

（3）勿在患者过饥、过饱及过度紧张的情况下进行刮痧治疗，以防晕刮。

2．术中注意事项

（1）刮拭手法要用力均匀，以患者能忍受为度，达到出痧为止。

（2）婴幼儿及老年人，刮拭手法用力宜轻。不可一味追求出痧而用重手法或延长刮痧时间。

（3）操作过程中仔细观察患者神色变化，一旦有不适情况及时处理。

3．术后注意事项

（1）刮痧治疗使汗孔开泄，邪气外排，会消耗体内津液，故刮痧后可饮适量温水，休息片刻。

（2）刮痧治疗后，为避免风寒之邪侵袭，须待皮肤毛孔闭合恢复原状后，方可洗浴，一般 3h 左右。

（五）刮痧禁忌

1．危重病症，如心力衰竭、呼吸衰竭、暴发性肝衰竭、休克、弥散性血管内凝血等禁止用刮痧疗法。

2．各种原因导致的全身重度浮肿者，禁止刮痧。

3．白血病、血友病、血小板减少性紫癜等出血性疾病患者，禁用刮痧。

4．对刮痧疗法恐惧者，忌用刮痧。

5．过饥、过饱、过度劳累、醉酒者禁用刮痧。

6．妇女的乳头、妊娠妇女的腹部及腰骶部禁刮。

7．小儿囟门未闭时，头颈部禁止刮痧。

（六）晕刮处理

1．原因　患者精神紧张、体质虚弱或医者手法过重。

2．症状　刮拭过程中，出现精神疲惫、头晕目眩、面色苍白、恶心欲吐、出冷汗、心慌、四肢发凉或血压下降、神志昏迷等。

3．处理　立即停止刮痧。抚慰患者切勿紧张，助其平卧，注意保暖，饮温开水或糖水，必要时可按压人中、百会、内关、足三里、涌泉等穴。

4．预防　对于精神过度紧张、身体虚弱患者，在刮痧前做好解释工作，消除患者的恐惧心理，同时在刮痧操作过程中手法轻柔，切忌粗暴用力，并仔细观察患者神色变化，一旦有不适情况及时处理。

（七）项痹病刮痧治疗理论

项痹是以颈、肩背疼痛，颈部僵硬活动不利，肢体麻木，头晕目眩，下肢无力，步态不稳甚至肌肉萎缩为主的病证。本病相当于西医的颈椎病。轻者头晕、头痛、恶心、颈肩疼痛、上肢疼痛、麻木无力，重者可导致瘫痪。本病多发于 40~60 岁的中老年人，但呈年轻化的发病趋势，与颈部受凉、慢性劳损、坐姿及睡具不当、外伤等因素有关。病位在颈项部，主要涉及督脉、足太阳膀胱经、手太阳小肠经、手阳明大肠经经脉及经筋。治疗以舒筋通痹止痛为主，刮痧主要部位为头部、颈肩部、上肢部的经络与腧穴。

任务解析

本次任务要求为导入病例做出初步诊断，提出刮痧治疗方案。分析如下。

（一）病例特点

1. 病因及诱因　患者为中年女性，有颈部疼痛史。本次发病诱因为受凉和劳累。因感受风寒之邪，气血瘀滞，使颈部筋骨、肌肉受损，经脉痹阻不通出现的颈部疼痛，活动不利、上肢麻木等症。

2. 主要症状特点　颈部及右上肢疼痛，头部向右侧转动时有眩晕感，卧床时可缓解。压颈试验（＋），右臂丛牵拉实验（＋）。舌紫暗，苔白，脉沉紧。诊断为项痹病。

（二）确定治疗方案

治则治法：祛风散寒，舒筋止痛。

部位选择：头部、颈肩部和上肢。

疗程：间隔 4～5d 刮痧 1 次，连续 4 次为 1 个疗程，休息 2 周后再开始第 2 个疗程，坚持治疗 2～3 个疗程。

任务实施及评分标准

对该案例患者的刮痧操作流程见表1-23。

表1-23　刮痧操作流程表

操作流程		内容要点	评分	注意事项
操作前	核对	核对患者基本信息、诊断、临床症状、既往史及刮痧部位	2	
	评估	评估环境温度、主要症状、既往史、是否妊娠或月经期、有无出血倾向、患者体质及对疼痛的耐受程度，刮痧部位皮肤情况	3	室温控制在 18～22 ℃，相对湿度以 50%～60% 为宜
	沟通	告知刮痧的作用、简单的操作方法及局部感觉，取得患者配合	4	态度和蔼
	环境准备	环境整洁，温湿度适宜，注意保暖，必要时屏风遮挡	4	
	医生准备	着装整洁，洗净双手，戴好口罩、帽子	4	
	物品准备	治疗盘，一次性口罩、帽子，刮痧板，刮痧油，温水，纱布，手消毒剂，垃圾分类桶等，必要时备浴巾	8	检查刮痧板边缘有无缺损
操作中	摆放体位	患者取坐位，充分暴露头部、颈肩部及上肢部位皮肤	5	根据病情选择体位，以患者舒适、医者便于操作为宜
	消毒	医者常规进行手消毒	3	

续表

操作流程		内容要点	评分	注意事项
操作中	定穴	定位太阳、百会、风池、大椎、陶道、天柱、风门、肩井、肩髃、曲池及合谷穴位置	11	1. 观察患者局部皮肤颜色变化，询问患者有无不适，随时调节手法力度，用力均匀，由轻到重，以患者能忍受为度 2. 单一方向刮拭，不可来回刮 3. 每个部位刮10～20次，至局部出现红紫色痧点或瘀斑，不可一味追求出痧而用重手法或延长刮痧时间 4. 若遇晕刮应立即停止刮痧，让患者平卧，饮温开水
	清洁皮肤	纱布蘸取适量温水清洁皮肤	2	
	涂抹介质	用纱布蘸取适量刮痧油涂抹于颈肩部和上肢皮肤	3	
	头部刮痧	采用梳刮法，从前额发际处及双侧太阳穴处向后发际处做有规律的单方向刮拭，使头部放松。重点刮拭太阳、百会和风池穴。每个部位刮拭10～20次	6	
	颈肩部刮痧	患者低头向前倾。医者一手扶持患者头顶部，保持头部相对稳定，另一手握持刮痧板刮拭 1. 刮颈部正中：直线刮拭颈部正中督脉循行区域，从风府穴向下刮过大椎穴下至陶道穴，刮10～20次；身体消瘦、颈椎棘突明显突出者，宜用刮痧板的边角自上向下依次点压按揉每一个椎间隙3～5次，以局部有酸胀感为度 2. 刮颈部脊柱两侧：直线刮拭颈部脊柱两侧膀胱经循行区域，从天柱穴向下刮至风门穴，每侧刮拭10～20次，风门穴可采用点按法或角揉法 3. 刮颈部外侧：刮拭颈部左右两侧胆经循行区域，从风池过肩井至肩峰，每侧刮拭10～20次，肩井穴可采用点按法、角揉法	15	
	上肢刮痧	1. 患者头颈向对侧平旋 2. 医者用一手牵拉前臂，另一手握刮板，沿手阳明大肠经循行区域刮拭上肢，由肩髃向下刮过曲池至合谷，每侧刮10～20次，在肩髃、曲池穴位处可稍用力重刮，合谷穴处可用刮痧板棱角点压按揉3～5次	6	
操作后	告知	1. 刮痧结束后，饮用一杯温水，休息15～30min，不宜即刻食用生冷食物 2. 出痧后30min内不宜吹风、接触冷水，冬季应避免感受风寒，夏季避免风扇及空调直吹刮痧部位，3h后方可洗浴	4	
	整理	用纱布清洁患者局部皮肤，协助患者整理衣物，取舒适卧位，整理用物，洗手	4	
	记录	记录刮痧时间、部位、出痧效果及患者反应	4	
综合素质		态度和蔼，言语恰当，举止行为沉着冷静	4	
		操作过程熟练规范	4	
		密切关注患者情况，体现人文关怀	4	

任务拓展

腰痛的刮痧治疗

腰痛是以自觉腰部一侧或两侧疼痛为主症的一类病症。常见于西医学的腰部软组织损伤及腰椎病变。腰痛的诊断及刮痧治疗见表1-24。

表1-24　腰痛的诊断及刮痧治疗

诊断及治疗	内容要点	注意事项
病因病机	腰痛的发生常与感受外邪、年老体衰、跌扑损伤、劳欲过度等因素有关，与肾、足太阳膀胱经、督脉关系密切。基本病机是腰部气血痹阻，经络不通或肾精亏虚，腰部失养	
主症	腰部疼痛	
辨证要点	1. 若疼痛在腰脊中部，为督脉病证 2. 若疼痛部位在腰脊两侧，为足太阳经证	
治疗方案	治则治法：活血通经 部位选择：背腰部和下肢 操作： 1. 患者取俯卧位 2. 刮背腰部 （1）刮背腰部正中：从上向下刮拭背腰部正中督脉循行区域，刮拭10~20次。身体消瘦、椎体棘明显突出者，宜用刮痧板的边角，由上向下依次点压按揉每个椎间隙3~5次，以局部有酸胀感为宜 （2）刮背腰部脊柱两侧：从上向下刮拭背腰部脊柱旁开1.5~3寸的区域，也可以分别刮拭背部膀胱经的两条侧行线，每侧刮拭10~20次 3. 刮下肢 （1）刮下肢后侧：刮拭下肢后侧膀胱经循行区域，以膝关节为界，分上下两段分别刮拭，每段刮拭10~20次 （2）刮下肢外侧：刮拭下肢外侧胆经循行区域，以膝关节为界，分上下两段分别刮拭，每段刮拭10~20次	1. 观察患者局部皮肤颜色变化，询问患者有无不适，随时调节手法力度，用力均匀，由轻到重，以患者能忍受为度 2. 单一方向刮拭，不可来回刮 3. 每个部位刮10~20次，至局部出现红紫色痧点或痧斑，不可一味追求出痧而用重手法或延长刮痧时间 4. 若遇晕刮应立即停止刮痧，让患者平卧，饮温开水

（周双双　张继波）

任务六

耳针技术

任务目标

1. 掌握耳针技术操作方法。
2. 在掌握耳针适应证的基础上，熟悉耳针注意事项。
3. 能运用耳针对一些常见病、多发病进行治疗。

任务导入

　　郑某，女，20岁，大二学生，失眠已有4年。自诉在高中时由于学习压力大，心情紧张，导致晚上入睡困难，白天精神不佳，影响学习状态。进入大学后虽有缓解，但失眠症状仍然存在，饱受困扰。现经常健忘、容易疲劳乏力、吃饭不香、体质差，查体：面色黯沉，精神欠佳。舌淡，苔薄白，脉细。请根据患者病情做出初步诊断，提出合理的耳针治疗方案。

相关理论知识

耳针技术，是指使用短毫针针刺或其他方法刺激耳穴，以诊治疾病的一种方法。

（一）耳与经络脏腑的联系

早在两千多年前，医学帛书《阴阳十一脉灸经》中就提到了"耳脉"，《黄帝内经》详细地阐述了耳与经脉、经别、经筋的关联。十二经脉都直接或间接上达于耳，其中六阳经均循行入耳，六阴经虽不直接入耳，但都通过经脉、经别与阳经相合而与耳联系。

（二）耳穴的分布

耳穴在耳郭上的分布有一定的规律，一般与头脑、面部相应的耳穴多分布在耳垂和对耳屏；与上肢相应的耳穴多分布在耳舟；与躯体和下肢相应的耳穴多分布在对耳轮体部和对耳轮上下脚；与腹腔脏器相应的耳穴多分布在耳甲艇；与胸腔脏器相应的耳穴多分布在耳甲腔；与消化道相应的耳穴多分布在耳轮脚周围；与耳鼻咽喉相应的耳穴多分布在耳屏四周。耳穴分布见图1-41。

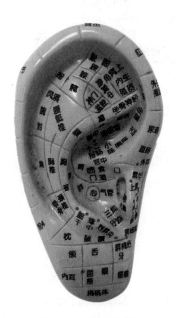

图 1-41　耳穴的分布

（三）常用耳针刺激方法

耳穴的刺激方法很多，目前临床常用的有埋针法和压籽法。耳穴常用刺激方法见表1-25。

表1-25 耳穴常用刺激方法

刺激方法	操作要点	注意事项	示图
埋针法	医者左手固定耳郭，绷紧耳针处的皮肤，右手用镊子夹住消毒的皮内针柄，轻轻刺入所选耳穴内，一般刺入针体的2/3，再用胶布固定	若埋针处痛甚时，可适当调整针尖方向和深浅度，埋针处不要淋湿浸泡，夏季埋针时间不宜过长，埋针后耳郭局部跳痛不适，需及时检查埋针处有无感染；若有感染现象，起针后，针眼处红肿或有脓点，当立即采取相应措施	见图1-42
压籽法	先在耳郭局部消毒，将王不留行籽耳贴贴敷于耳穴上，并给予适当按压，使耳郭有发热、胀痛感（得气）	使用此法时，应防止胶布潮湿或污染；耳郭局部有炎症、冻疮时不宜贴压；对胶布过敏者，可缩短贴压时间并加压肾上腺、风溪穴，或改用毫针法；按压时，切勿揉搓，以免搓破皮肤，造成感染	见图1-43

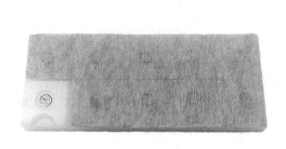

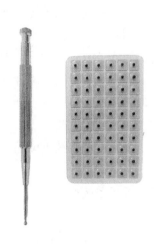

图1-42 揿针　　　　　　　　　　　图1-43 王不留行籽

（四）耳针的补泻手法

1．**泻法**　强刺激，常用于体质强壮的急性病、实证、瘀证等。

2．**补法**　轻刺激，用于体质较差的慢性病、虚证等。

3．**平补平泻法**　中等刺激，常用的刺激法，适合虚实不太显著或者虚实夹杂证。

（五）耳穴取穴原则与方法

1．**按病变的相应部位选穴**　如胃病选胃穴；肩关节周围炎选肩关节、肩穴；阑尾炎选阑尾穴。以相应部位为主取穴，再以其他穴位协同，这样才能提高耳针效果。

2．**按中医理论选穴**　耳鸣选肾穴，因"肾开窍于耳"；目疾选肝穴，因"肝开窍于目"；失眠选心穴，因"心主神"，失眠多与心神不宁有关；皮肤病选肺穴，因"肺主皮毛"。

3．**按现代医学知识选穴**　高血压选降压沟；心律失常选心穴；月经不调选子宫穴；消化道溃疡选皮质下、交感两穴，因该病的发生也与精神因素有关。

4．**依穴位功能取穴**　耳针各穴都有其功能主治，故还可根据穴位功能取穴。如神门是止痛要穴，疼痛疾患除取相应部位外，可取神门；枕是止晕要穴，头昏头晕可取枕；耳尖放血有退热、降压、镇静、抗过敏、清脑明目的作用，故头昏健忘、发热、高血压、过敏性疾患可用耳尖放血。

5. **根据临床经验取穴**　在耳针的临床实践中，发现了许多经验效穴，应适当应用，以提高耳针治疗效果：如神门、枕二穴都具有镇静、镇痛、安眠的作用，可治疗失眠。

（六）常见病的耳针治疗

1. 消化系统疾病

（1）便秘

1）主穴：直肠、大肠、角窝中（便秘点）、腹、皮质下（消化系统皮质下）。

2）配穴：实秘选配胃、肺、三焦；虚秘选配脾、肾、肺。

（2）腹泻

1）主穴：直肠、大肠、神门、枕、脾、交感。

2）配穴：脾肾阳虚配肾；肠胃不和配小肠、胃；过敏性结肠炎配风溪、内分泌。

（3）胃炎

1）主穴：胃、脾、皮质下（消化系统皮质下）。

2）配穴：浅表性胃炎配交感；萎缩性胃炎配胰、胆、内分泌；肝胃不和证取肝、胆、三焦。

2. 呼吸系统疾病

（1）感冒

1）主穴：耳尖放血，取肺、内鼻、咽、喉。

2）配穴：①发热，取耳尖、屏尖、肾上腺点刺放血；②头痛：感冒多为前头痛，取额；③偏头痛：取外交感、颞；④后头痛，伴有头昏、头晕；取枕、晕区；⑤头顶痛：取肝、顶；⑥咳嗽、咳痰：取气管、支气管、平喘；⑦胃纳不佳、腹胀、便秘：取胃、大肠、腹胀区。

（2）支气管炎

1）主穴：耳尖放血，取气管、支气管、肺、神门、平喘。

2）配穴：痰多时配脾；咳嗽为风热内侵时配大肠；伴肺部感染时配枕。

3. 循环系统疾病

（1）高血压

1）主穴：耳尖放血，取角窝上（降压点）、耳背沟（降压沟）、皮质下（心血管系统皮质下、神经系统皮质下）、肝、交感。

2）配穴：阴阳两虚证、肝肾阴虚证配肾；头晕配枕、晕区。

（2）心律失常

1）主穴：心、胸、皮质下（心血管系统皮质下）。

2）配穴：心动过速配小肠、降率穴、神门、枕；心动过缓配交感、肾上腺、肝；心律不齐配小肠。

4．神经系统疾病

（1）头痛

1）主穴：耳尖放血，取皮质下（神经系统皮质下）。

2）配穴：前头痛、偏头痛、头项痛、全头痛配外生殖器（外交感）；后头痛配枕小神经点。

（2）失眠

1）主穴：神门、心、交感。

2）配穴：心脾不足证配脾；肝郁气滞证配肝；心虚胆怯证配胆；心肾不交证配肾；胃失和降症配胃。

5．运动系统疾病

（1）颈椎病

1）主穴：颈三角（由耳背颈6、颈7、颈3、颈4、耳大神经点组成）、肩三角（由颈椎、锁骨、耳大神经点组成）。

2）配穴：椎动脉型配晕区、枕；神经根型配耳前肩三角、指、肩等相应部位；交感型配交感、神经系统皮质下；脊髓型配耳前肩三角、心血管系统皮质下、枕小神经点；颈型配轮4、耳尖放血、肩三角。

（2）坐骨神经痛

1）主穴：坐骨神经三角区（由耳背腰骶椎、腘窝及耳背坐骨神经构成）。

2）配穴：腓肠肌痛配腓肠肌；腘窝痛配腘窝；臀部痛配臀、髋关节；足底痛或麻木配足底一条线：跟、足心、趾。

6．泌尿系统疾病

（1）前列腺炎

1）主穴：前列腺、尿道、肾、肝、内分泌、三焦、耳尖。

2）配穴：伴有少腹、会阴部坠痛配下焦、盆腔；伴有睾丸痛配睾丸；伴有腰痛配腰骶椎。

（2）尿频

1）主穴：尿道、膀胱、枕、脑垂体、皮质下（神经系统皮质下）。

2）配穴：肾气虚配肾；伴有炎症配内分泌、耳尖放血。

7．妇科疾病

（1）更年期综合征

1）主穴：内生殖器（子宫）、皮质下（卵巢）、内分泌、脑垂体、丘脑、肾、肝。

2）配穴：心悸者加心、降率穴、心血管系统皮质下；失眠者加神经衰弱点、神经系统皮质下；烦躁易怒者加枕小神经点；五心烦热者加交感、耳尖放血。

（2）月经不调

1）主穴：内生殖器（子宫）、皮质下（卵巢）、脑垂体、肾、肝、丘脑。

2）配穴：月经过多、经期提前配脾、肾上腺、耳中（膈）；月经过少、经期错后配交感、皮质下（心血管系统皮质下）、额（促性腺激素点）；月经先后不定期配皮质下（神经系统皮质下）、扁桃体（身心穴）、额（促性腺激素点）。

（七）注意事项

1. 严格消毒，防止感染。耳郭暴露在外，结构特殊，血液循环较差，容易感染。且感染后易波及软骨，严重者可致软骨坏死、萎缩而导致耳郭畸变，故应重视预防。一旦感染，应立即采取相应措施，如局部红肿疼痛较轻，可每天涂碘伏 2 ~ 3 次；重者局部涂擦抗炎抗菌类软膏，并口服抗生素。如局部化脓，恶寒发热，白细胞增高，发生软骨膜炎，当选用相应抗生素注射，并用 0.1% ~ 0.2% 的庆大霉素冲洗患处，也可配合内服清热解毒剂，外敷中草药及外用艾条灸之。

2. 耳郭上有湿疹、溃疡、冻疮破溃等，不宜用耳穴治疗。

3. 有习惯性流产的孕妇禁用耳针治疗；妇女怀孕期间也应慎用，尤其不宜用子宫、卵巢、内分泌、肾等穴。

4. 对年老体弱者、有严重器质性疾病者、高血压病者，治疗前应适当休息，治疗时手法要轻柔，刺激量不宜过大，以防意外。

5. 耳针法亦可能发生晕针，应注意预防并及时处理。

6. 对肢体活动障碍及扭伤的患者，在耳针留针期间，应配合适量的肢体活动和功能锻炼，有助于提高疗效。

（八）失眠的耳针治疗理论

情志不畅、饮食不节、心胆气虚，致郁火扰心或心神失于濡养，心神不安则不寐。主要表现为经常不能获得正常睡眠，或入睡困难，或睡眠不深，或睡眠时间不足，严重者甚至彻夜不眠。耳针治疗以调和阴阳，养心宁神为治则，主穴为神门、心、交感，郁火扰心加用肝、枕、角窝上；脾胃不和加用脾、胃、大肠；心胆气虚加用肾、胆；心脾两虚加脾。

任务解析

本次任务要求为导入病例做出初步诊断，提出耳针治疗方案。分析如下。

（一）病例特点

1. **病因及诱因**　青年女性患者，学习压力大。
2. **主要症状特点**　失眠、健忘、容易疲劳乏力、吃饭不香、体质差。
患者有失眠、健忘典型症状，舌淡，苔薄白，脉细，根据症状可诊断为不寐（心脾两虚证）。

（二）确定耳针处方

主穴：神门、心、交感。

配穴：脾。

疗程：每天 1 次，连续 7d 为 1 个疗程，一般治疗 1~2 个疗程。每次留置 2~4d，连续 5 次为 1 个疗程。

任务实施及评分标准

对该案例患者的耳针操作流程见表 1-26。

表 1-26 耳针操作流程表

操作流程		内容要点	评分	注意事项
操作前	核对	患者基本信息，诊断、临床症状、既往史及耳针部位	2	
	评估	1. 当前主要症状、临床表现、既往史及有无感觉迟钝 2. 体质、取穴部位的皮肤情况 3. 心理状态、对疼痛的耐受程度 4. 有无流产史，当前是否妊娠	3	
	沟通	交代耳针治疗的必要性、操作流程，了解患者疼痛耐受程度等，取得患者理解	4	态度和蔼，语言通俗易懂
	环境准备	环境整洁，温湿度适宜，必要时用屏风遮挡	4	
	医生准备	着装整洁，洗净双手，戴好口罩、帽子	4	
	物品准备	治疗盘，一次性口罩、帽子，王不留行籽耳贴，耳穴压豆探测针，镊子，75% 酒精，棉签，手消毒剂，垃圾分类桶等	8	根据患者的性别、年龄、形体、体质、病情、选取合适的耳针方式
操作中	摆放体位	取坐位，充分暴露耳郭	5	
	定穴	压痛法（用探测针在与疾病相应的部位由周围向中心，以均匀的压力仔细探查。当患者出现皱眉、眨眼、呼痛、躲闪等反应，且与周围有明显差异者，可作为诊治时参考）定位耳穴神门、心、交感、脾的位置	12	定位准确、规范
	消毒	医者常规进行手消毒，针刺部位用 75% 酒精棉签消毒	5	
	压针	1. 埋针法 医者左手固定耳郭，绷紧耳针处的皮肤，右手用镊子夹住揿针，轻轻刺入所选耳穴内，轻压即可 2. 压籽法 先在耳郭局部消毒，将王不留行籽耳贴贴敷于耳穴上，并给予适当按压，使耳郭有发热、胀痛感（即"得气"）	12	2 种压针法可 2 选 1。2~4d 更换一次，左右耳交替进行，每次压针 3~5 穴，每天自行按压 3~5 次
	观察	观察有无晕厥，心慌、疼痛等不适	6	应防止胶布潮湿或污染；耳郭局部有炎症、冻疮时不宜贴压；对胶布过敏者，可缩短贴压时间并加压肾上腺、风溪穴
	手法	补法（轻刺激）	5	

续表

操作流程		内容要点	评分	注意事项
操作中	起针	2~4d 后取出（下）	8	湿热天气针留置时间不宜过长，宜1~2d 一换
操作后	告知	适当加强户外活动，调畅情志，规律作息	4	
	整理	协助患者整理衣物，洗手，整理用物	4	
	记录	记录耳针时间、部位及患者反应	4	
综合素质	态度和蔼，言语恰当，举止行为沉着冷静		4	
	操作过程熟练规范		4	
	密切关注患者情况，体现人文关怀		2	

任务拓展

月经不调的耳针治疗

月经不调是妇科常见疾病，以月经的周期、经期、经量等出现异常为特征。月经不调的诊断及耳针治疗见表 1-27。

表 1-27　月经不调的诊断及耳针治疗

诊断及治疗	内容要点	注意事项
病因病机	月经不调病因病机可分为虚实两种，虚者多为经血不足、血海空虚、无血可下；实者是由于邪气的阻滞、脉道不通、经血不能下行。通常有以下几个原因：肝肾不足、气血虚弱、阴精血燥、气滞血瘀、痰湿阻滞	
主症	表现为月经周期延长或缩短、月经持续的天数变化很大（即月经周期不规律）、经量增多或减少甚至闭经等	
辨证要点	1. 月经周期提前至 7d 以上，甚至 15d 行 1 次，为月经先期 2. 以周期超过 35d，为月经后期 3. 月经提前或推后均超过 7d 以上，为月经先后不定期	
处方配穴	主穴：内生殖器（子宫）、皮质下（卵巢）、内分泌、缘中、肾、皮质下（丘脑） 配穴：月经过多、经期提前配脾、肾上腺、耳中（膈） 　　　月经过少、经期错后配交感、皮质下（心血管系统皮质下）、额（促性腺激素点） 　　　月经先后不定期配皮质下（神经系统皮质下）、扁桃体（身心穴）、额（促性腺激素点）	
操作方法	1. 医者左手固定耳郭，绷紧耳针处的皮肤，右手用镊子夹住揿针，轻轻刺入所选耳穴内，轻压即可 2. 每天自行按压耳针 3~5 次，每次留置 2~4d 后更换，两耳交替，5 次为 1 个疗程	

（陈阳阳　夏红梅）

模块二　推拿技术

任务一
成人推拿技术

任务目标

1. 掌握成人推拿的常用手法。
2. 熟悉推拿技术适应证和禁忌证。
3. 能运用成人推拿手法治疗颈椎病、慢性腰肌劳损等常见疾病。

任务导入

患者，男，47岁，办公室文员，右侧颈肩部疼痛不适2个月余，昨天加班后出现颈部僵痛、转侧不利。查体：右侧颈部第2到第7颈椎棘突旁压痛，右侧肩井穴、肩外俞等穴位有压痛，臂丛神经牵拉试验（–），旋颈试验（–），舌暗，苔少，脉弦。颈部CT提示"颈椎退行性变"。请根据病情做出初步诊断，并选择合适推拿手法。

相关理论知识

推拿是运用一定的手法、技巧或借助器具在人体的穴位及经脉或某个部位上施术操作，以达到防治病残、养生保健和功能障碍康复目的的一种物理疗法。

（一）推拿的作用原理

1. 推拿手法作用于经络腧穴，通过刺激末梢神经，提高机体新陈代谢水平，促进气血运行。
2. 推拿手法刺激穴位经络，双向调节脏腑功能，使机体处于良好功能状态，调节机体内分泌和免疫系统，激发抗病因素。
3. 推拿手法可松解粘连，滑利关节，理筋整复，纠正异常解剖结构。

（二）推拿治疗原则

1. 标本同治，缓急兼顾。
2. 以动为主，动静结合。
3. 整体观念，辨证施术。

（三）推拿手法的基本要求

推拿手法虽流派众多，风格迥异，但对手法的基本要求是一致的，都要遵循"持久、有力、均匀、柔和、深透"十字基本要求，从而取得良好防治疾病的效果。对于运动关节类手法，尤其是脊柱整复类手法的运用还必须掌握"稳、准、巧、快"的原则。

（四）推拿手法的分类

1. 摩擦类手法　是指以手的掌面、指面或肘臂部贴附在体表，做直线或环旋移动，使之产生摩擦功力的一类手法。主要包括摩法、擦法、搓法、推法等。摩擦类手法操作方法与示范见表2-1。

表2-1　摩擦类手法操作方法与示范

名称	操作方法	示范
摩法	用手掌或手指着力于施术部位，以肘关节为支点，前臂施力并主动做前后或环形运动，带动掌和手指做直线或环形往返摩动	见图2-1
擦法	用手掌或大小鱼际着力于施术部位，做快速的直线往返擦动。产生热量最佳。可使用滑石粉、活络油等介质	见图2-2
搓法	用双手掌面夹住肢体施术部位，两手掌做反方向的快速的搓动，并由上向下缓慢移动，如此反复操作数遍，不可反方向操作	见图2-3
推法	用手掌或手指或肘着力于施术部位，做单方向的直线推动。需要对施术部位施加一定压力	见图2-4

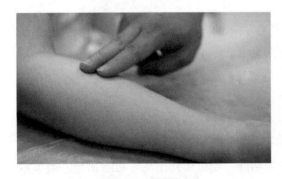

图2-1　指摩法

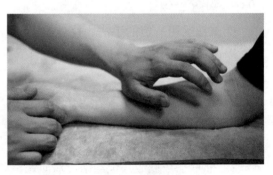

图2-2　鱼际擦法

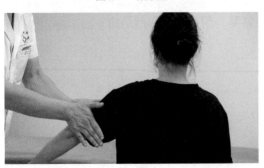

图2-3　搓法

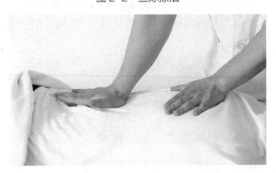

图2-4　掌推法

2. **摆动类手法** 是指用指、掌、腕关节通过前臂的主动摆动，在操作部位做协调的连续摆动的一类手法。其代表性手法有揉法、滚法、一指禅推法等。摆动类手法操作方法与示范见表 2-2。

表 2-2 摆动类手法操作方法与示范

名称	操作方法	示范
揉法	用手掌或手指的某一处着力于施术部位做轻柔灵活的上下、左右或环旋揉动。与摩法比较，带动皮下组织运动	见图 2-5
滚法	以小鱼际掌背侧至小指、环指、中指的掌指关节部分吸定于治疗部位上，前臂主动旋转摆动，带动腕关节的旋转和屈伸运动，小鱼际掌背侧持续来回滚动	见图 2-6
一指禅推法	拇指自然伸直，余四指呈半握拳状，拇指可盖住拳眼，用拇指端或拇指桡侧着力于施术部位，沉肩、垂肘、悬腕，肘关节略低于手腕，前臂主动左右摆动，带动腕关节和拇指有节律性地摆动	见图 2-7

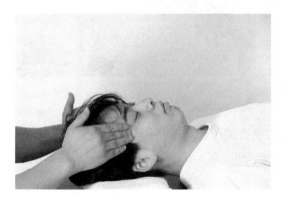

图 2-5 揉法

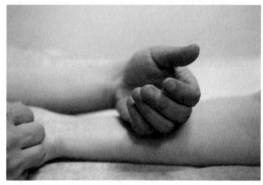

图 2-6 滚法

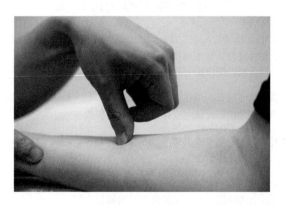

图 2-7 一指禅推法

3. **振动类手法** 以较高的频率进行节律性的轻重交替振抖运动，持续作用于人体，使受术部位产生振动、颤动或抖动等运动形式，称为振动类手法。振动类手法主要包括振法、抖法。振动类手法操作方法与示范见表2-3。

表2-3 振动类手法操作方法与示范

名称	操作方法	示范
振法	用手掌或手指或肘尖着力于施术部位，静止用力产生较快频率的振动，使受术部位有振动感，也称颤法	见图2-8
抖法	握住患者上肢或下肢远端，做小幅度快频率的连续上下抖动，使抖动所产生的抖动波像波浪一样由肢体的远端传至近端关节处	见图2-9

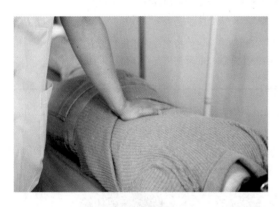

图2-8 掌振法

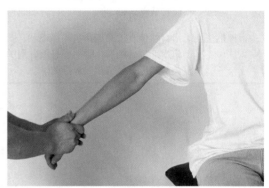

图2-9 上肢抖法

4．挤压类手法 用指、掌或肢体其他部位垂直按压或对称挤压体表一定的治疗部位或穴位的手法，称挤压类手法。本类手法包括按、捏、拿、捻、拨等。挤压类手法操作方法与示范见表2-4。

表2-4 挤压类手法操作方法与示范

名称	操作方法	示范
按法	用手掌或手指或肘着力于施术部位，垂直向下施力按压，当按压之力达到所需要求后，稍停片刻，然后缓慢撤力，再重复上述操作	见图2-10
拿法	用单手或双手的拇指与其余手指面夹住施术部位，指、掌主动施力挤压，且同时提拽，然后掌指撤力，如此循序进行连绵不断的捏提	见图2-11
捻法	用拇指螺纹面与示指桡侧缘或其螺纹面夹住施术部位，以腕、指主动施力，拇指与示指做相反方向的快速捻动	见图2-12
捏法	用拇指与其余手指的螺纹面夹住施术部位并相对用力挤压，随即放松，再挤压、放松，如此重复上述操作，并循序缓慢在施术部位上移动	见图2-13
拨法	用拇指或肘尖着力于施术部位用力深压，待得气后，再做与肌纤维或肌腱、韧带呈垂直方向的单方向或来回拨动	见图2-14

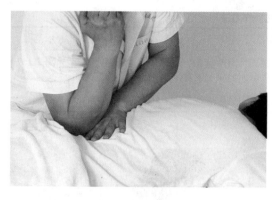

图2-10　肘按法

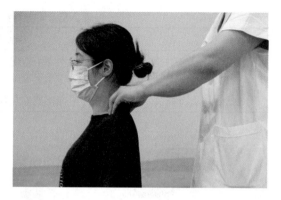

图2-11　拿法

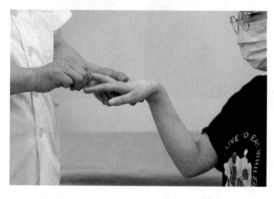

图2-12　捻法

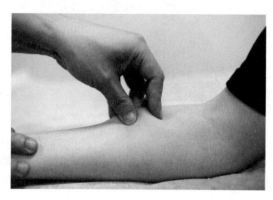

图2-13　五指捏法

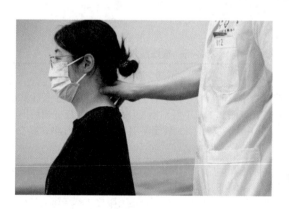

图2-14　拇指拨法

5．叩击类手法　用手掌、指背、手指或特制的器械有节奏地叩击、拍打体表的方法，称为叩击类手法。本类手法操作虽简单，但技巧性较强，须做到击打有力、收放自如、刚柔相济。叩击类手法种类较多，主要的手法有拍法、击法。叩击类手法操作方法与示范见表2-5。

表2-5　叩击类手法操作方法与示范

名称	操作方法	示范
拍法	五指并拢，掌指关节微屈，使掌心空虚，腕关节自然放松，以肘关节为支点，前臂主动施力上下运动，带动掌指平稳而有节奏地拍打施术部位	见图2-15
击法	用手指尖、拳背、掌根、小鱼际或棒着力于施术部位进行节律性的击打	见图2-16

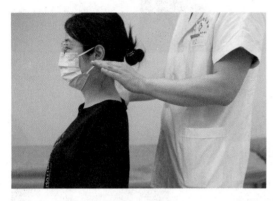

图2-15　虚掌拍法

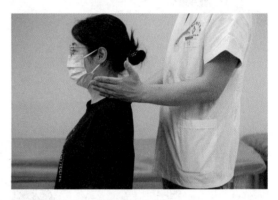

图2-16　侧掌击法

6. 运动关节类手法　对关节做被动性活动，使关节产生伸展、屈伸或旋转的一类手法，称为运动关节类手法，主要包括扳法、摇法。

（1）扳法：指关节在瞬间突然受外力的作用下，做被动的旋转或屈伸、展收等运动的手法。扳法操作方法与示范见表2-6。

表2-6　扳法操作方法与示范

名称		操作方法	示范
颈部	斜扳法	医者站于其侧后方（以患者右侧为例），用左手扶住其头枕部，右手托住其下颌部（双手可调换）。医者两手臂反方向协同施力，使患者头部向一侧旋转，当旋转至有阻力时，略停片刻，以"巧力寸劲"做一突发的快速扳动	见图2-17
	旋转定位扳法	医者站于其侧后方，并用一手拇指按压在其病变颈椎棘突旁，另一手托住其下颌部，嘱患者屈颈低头至医者拇指下感到棘突活动且关节间隙张开时，令其向患侧屈颈至最大限度，然后将头缓慢旋转至有阻力时，略停片刻，用"巧力寸劲"做快速的扳动	见图2-18
	寰枢关节旋转扳法	患者坐位，颈略前屈。以患者右侧为例，医者左手拇指顶住其第2颈椎棘突，右侧肘弯夹托住其下颏部，医者肘臂缓慢地将患者颈椎向上拔伸，同时使其颈椎向右侧旋转，当旋转至有阻力时，用"巧力寸劲"做一突发性的快速扳动	见图2-19
胸背部	对抗复位法	患者坐位，两手交叉抱住枕后部。医者两手从背后自患者腋下穿过并分别握住其两前臂近腕处，用一侧膝部顶住其病变胸椎棘突部，两手用力下压，而前臂用力上抬，同时顶住病变胸椎的膝部向前向下用力，两手臂与膝部用"巧力寸劲"做一突发性的快速扳动	见图2-20

续表

名称		操作方法	示范
胸背部	扳肩式扳法	患者俯卧位，医者于其患侧用一手掌根按压在其病变胸椎的棘突旁，另一手自患者腋下穿过并扶按住肩上部，两手臂主动协调反方向施力，以"巧力寸劲"做一突发性的快速扳动	见图 2-21
	扩胸牵引扳法	患者坐位，两手十指交叉抱住枕后部。医者用一侧膝部顶住其胸椎病变处，两手分别握住其双腋下或两肘部。嘱其前俯时呼气，后仰时吸气，患者身体后仰至最大限度时，医者用"巧力寸劲"将患者两肘部向后方猛然拉动，同时膝部突然向前用力顶抵	见图 2-22
腰部	旋转复位法	患者坐位，腰部放松，两臂自然下垂（以右侧为例）。助手固定其小腿部。医者半蹲于其后侧右方用左手拇指抵住其腰椎病变棘突侧方，右手从其右臂穿过且按在颈部，右手掌缓慢向下按压，同时令患者做腰部前屈动作，医者左拇指下感到棘突活动且棘突间隙张开时，以左拇指抵按棘突为支点，右手臂慢慢施力，使患者腰部向右扭转至有阻力时，以"巧力寸劲"做一快速扳动	见图 2-23
	斜扳法	患者屈髋屈膝侧卧位，下侧下肢自然伸直。医者于其面侧用一肘或手按压在其腰背部，另一肘或手按压在其髋部，两肘或两手反方向协调施力，待患者腰部扭转至有明显阻力时，以"巧力寸劲"做一猛然的快速扳动	见图 2-24
	后伸扳法	患者俯卧位，两下肢自然并拢。医师医者以手按压在其腰部，另一手臂托住其两膝关节稍上方处，并缓慢上抬，使腰部后伸至有明显阻力时，两手臂协调反方向用力，以"巧力寸劲"做一快速腰部扳动	见图 2-25

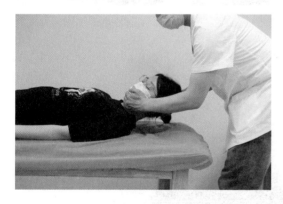

图 2-17　颈部斜扳法

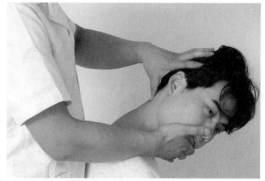

图 2-18　颈椎旋转定位扳法

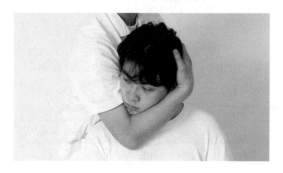

图 2-19　寰枢关节旋转扳法

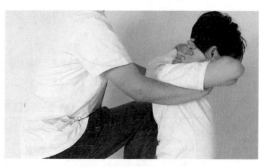

图 2-20　胸椎对抗复位扳法

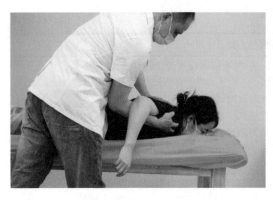

图 2-21　扳肩式胸椎扳法

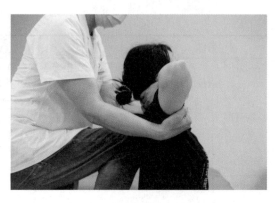

图 2-22　扩胸牵引扳法

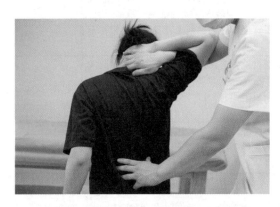

图 2-23　腰椎旋转复位法

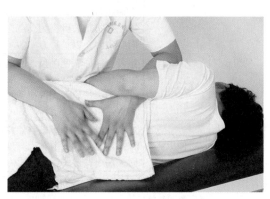

图 2-24　腰椎斜扳法

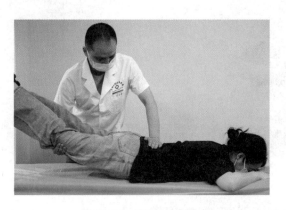

图 2-25　腰椎后伸扳法

（2）摇法：指关节或半关节做被动的环转运动的手法。摇法操作方法与示范见表 2-7。

表 2-7　摇法操作方法与示范

名称	操作方法	示范
颈项部摇法	患者坐位，颈项部肌肉放松。医师用一手按在其头枕部，另一手托住其下颌部，两手反方向用力使颈椎做左右环转摇动	见图 2-26

续表

名称	操作方法	示范
托肘摇肩法	患者坐位，医师于其侧方用一手按压其肩部上方固定，另一手握住其腕部或肘部，以肩关节为支点，主动施力，使患者肩关节做环转运动	见图 2-27
仰卧位摇腰法	患者仰卧位，两下肢并拢，屈髋屈膝。医师一手按在膝部，另一手按在足踝部，两手臂协调主动施力，做其腰部环转摇动	见图 2-28
髋关节摇法	患者仰卧位，一侧下肢屈髋屈膝约 90°。医师用一手按在其膝部，另一手握住其足踝部或足跟部，两手臂主动协调施力，使其髋关节做环转摇动	见图 2-29

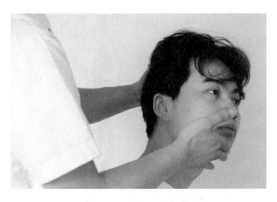

图 2-26　颈项部摇法

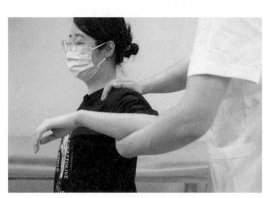

图 2-27　托肘摇肩法

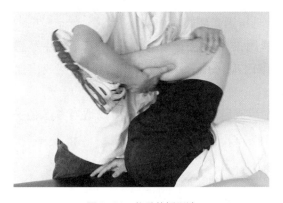

图 2-28　仰卧位摇腰法

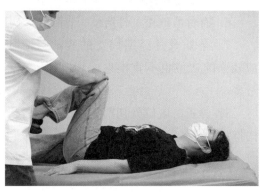

图 2-29　髋关节摇法

（五）推拿介质

推拿介质是指在推拿操作中起润滑和保护皮肤及提高功效的物质，有膏剂、粉剂、水剂、油剂、蛋清、凡士林、开塞露等。

（六）推拿适应证

推拿的适应证比较广泛，可用于内、外、妇、儿各科，但对以下五个方面的病症疗效显著。

1. 神经系统、骨伤科病症　推拿可用于由肌肉、关节或神经系统病变所引起的肌肉酸胀、疼痛、麻木、萎缩、瘫痪、关节疼痛或运动障碍等表现的神经系统或骨伤科病症。

2．**五官科病症**　推拿可用于治疗咽痛、音哑、屈光不正、声门闭合不全等五官科疾病。

3．**外科病症**　推拿可用于治疗乳痈初期、术后粘连等外科病症。

4．**功能障碍性病症**　推拿可用于治疗头痛、失眠、高血压、糖尿病、胃下垂、胃病、月经不调、产后耻骨联合分离症、盆腔炎、痛经等以功能障碍为主的一些内科、妇科病症。

5．**儿科病症**　推拿还可用于治疗发热、咳嗽、百日咳、惊风、呕吐、便秘、遗尿、夜啼、疳积、厌食症、小儿肌性斜颈、小儿脑瘫等儿科疾病。

（七）推拿禁忌

当有下列各种情况出现时，应慎重或禁止推拿，以防止意外情况发生。

1．皮肤病损处，外伤出血处，烧烫伤处禁用推拿。

2．由结核菌、化脓性致病菌所引起的运动器官病症禁用推拿。

3．饥饿及剧烈运动后不宜马上推拿，应稍事休息后再进行。

4．患有肿瘤及严重的心、肝、肺、肾脏疾患者慎用推拿。

5．对急性软组织损伤48h内慎用推拿。

6．有骨质疏松、骨结核、骨肿瘤等病理性骨折因素者慎用推拿。

7．孕妇及月经期妇女的腹部、腰骶部禁用推拿手法；合谷、三阴交、肩井等感应较强的穴位也不宜推拿，其他部位确需推拿时应采用轻手法，以免引起流产或出血过多。

8．骨折、脱位处初期禁用推拿，骨折骨痂形成后及脱位复位后，可以适当考虑轻手法推拿治疗。

（八）推拿注意事项

1．**体位的选择**　宜选择舒适、安全、肢体尽可能放松的体位。

2．**手法的变化和衔接**　手法变换自然流畅、连续而不间断。

3．**手法刺激强度的把握**　一般以患者舒适能耐受为度。

4．**手法操作过程中的施力原则**　一般应遵循"轻—重—轻"的原则。

（九）推拿意外的处理及预防

1．**疼痛加重**　操作中尽量做到手法轻柔和缓，以患者能耐受为宜，切忌使用蛮力和暴力。一般1~2d即可疼痛消失，必要时配合其他治疗方法。

2．**晕厥**　对于精神过度紧张者，应做好思想解释工作，消除其对推拿技术的恐惧感；过饥、过饱或体质虚弱者，手法不宜过重，尽量采取卧位。发生晕厥后，立即停止手法操作，轻者静卧片刻，或饮温开水或糖水后即可恢复正常，重者可掐人中、按压内关、擦涌泉等急救腧穴，必要时采取中西医综合急救措施。

3．皮肤损伤及皮下出血 要掌握好手法的刺激量和熟练程度。对于皮下出血，24h内冷敷，24h后可热敷或使用活血化瘀外用药。皮肤破损局部注意清洁，以防感染。

4．骨关节的损伤 在做按、扳、摇等运动类手法时，用力不可过猛，手法不宜过重，应在其生理活动范围内进行。

任务解析

本次任务要求为导入病例做出初步诊断，提出推拿治疗方案。分析如下。

（一）病例特点

1．病因及诱因 男性，办公室文员，有颈肩部疼痛病史，劳累后加重。

2．主要症状特点 颈部僵痛、转侧不利。

3．体检 右侧颈部第 2 到第 7 颈椎棘突旁压痛，右侧肩井穴、肩外俞等穴位有压痛，臂丛神经牵拉试验（−），旋颈试验（−）。

4．辅检 颈部 CT 提示"颈椎退行性变"。

患者颈肩部疼痛，活动不利，压痛，结合 CT 结果可诊断为颈型颈椎病。患者无推拿禁忌证，可进行推拿治疗。

（二）确定推拿处方

治则：舒筋活络。

治法：分别以放松手法、治疗手法、整理手法放松颈肩部肌肉、整复滑利关节。

疗程：每天 1 次，连续 5d 为 1 个疗程，一般治疗 1～2 个疗程。

任务实施及评分标准

对该案例患者的推拿操作流程见表 2-8。

表 2-8 推拿操作流程表

操作流程		内容要点	评分	注意事项
操作前	核对	核对患者基本信息、诊断、临床症状、既往史及推拿部位	4	
	评价	评估患者推拿部位皮肤状况，心理状态及合作程度	3	
	沟通	向患者交代推拿治疗的必要性、操作流程，取得患者配合	3	态度和蔼
	环境准备	环境整洁，温湿度适宜，必要时用屏风遮挡	5	注意保护患者隐私；以患者舒适，便于医者操作为宜

续表

操作流程		内容要点	评分	注意事项
操作前	医生准备	着装整洁，洗净双手，戴好口罩、帽子	3	
	物品准备	一次性口罩、帽子，手消毒剂，垃圾分类桶等	3	
操作中	摆放体位	取坐位或俯卧位，使用扳法时采用坐位，充分暴露颈部施术部位	2	
	放松手法	1. 以拿法放松两侧斜方肌和头半棘肌5~8遍。用单手拇指与其余手指面夹住施术部位，提捏 2. 以揉法放松3~5遍。用手掌或手指于施术部位做轻柔灵活的左右或环旋揉动 3. 以推法放松5~8遍。以手掌顺着肌肉方向做直线推动	24	力度由轻到重，以患者耐受为度
	治疗手法	1. 采用点或按等手法施术于颈椎两侧肌肉2~3遍（用手指或肘着力于施术部位，垂直向下施力按压，以产生酸、麻、胀感为度） 2. 扶患者取坐位，采用颈项部摇法和扳法以滑利和整复关节。医者一手按于其头枕部，另一手托住其下颌部，两手反方向用力使颈椎做左右环转摇动。在摇法基础上使患者头部转向一侧到最大限度，略停片刻，以"巧力寸劲"做一突发的快速扳动，可听到"喀嚓"弹响声	18	1. 扳法时切忌暴力，不可强求弹响 2. 脊髓型颈椎病禁用扳法
	整理手法	1. 用鱼际或手指施行揉法放松颈肩部肌肉3~5遍 2. 手掌用力拿住肩颈部肌肉，缓慢提捏1~2次 3. 五指并拢，掌指关节微屈，以虚掌拍法拍打肩背部肌肉1min	15	
操作后	告知	避免受凉，避免长时间伏案工作	3	
	整理	协助整理衣物，取舒适卧位，整理用物，洗手	4	
	记录	记录推拿时间、部位及患者反应	3	
综合素质	态度和蔼，言语恰当，举止行为沉着冷静		4	
	操作过程熟练规范		4	
	密切关注患者情况，体现人文关怀		2	

任务拓展

慢性腰肌劳损的推拿治疗

慢性腰肌劳损又称腰背肌筋膜炎、功能性腰痛等，是指腰骶部肌肉、筋膜、韧带等软组织的积累性损伤，导致局部无菌性炎症，从而引起腰骶部弥漫性疼痛的一种病症。慢性腰肌劳损的推拿治疗要点见表2-9。

表2-9　慢性腰肌劳损的推拿治疗要点表

主要环节	内容要点	注意事项
评估	对患者的病情进行全面详细的了解，确定疼痛部位，定位损伤肌肉，制定推拿方案	严格掌握适应证与禁忌证

续表

主要环节	内容要点	注意事项
放松手法	患者俯卧位，医者从上向下以手掌或肘垂直用力按揉脊柱两侧背阔肌、竖脊肌、腰方肌等肌肉约 5min	力度以患者耐受为度
治疗手法	1. 用拇指或肘自下而上垂直用力按压脊柱两侧肌肉 1~2 遍，以产生酸麻胀为度，对于条索状硬结部位可加用弹拨法，用拇指或肘尖着力于施术部位用力深压，再做与肌纤维垂直方向的单方向或来回拨动 2. 双掌分别置于腰椎棘突、横突、骶髂关节，自上而下有节律按压 1 遍 3. 用腰椎斜扳法滑利和整复关节。患者屈髋屈膝侧卧位，下侧下肢自然伸直。医师于其面侧方用一肘或手按压在其肩部，另一肘或手按压在其髋部，两肘或两手反方向协调施力，待患者腰部扭转至有明显阻力时，以"巧力寸劲"做一猛然的快速扳动，可听到"喀嚓"弹响声	1. 腰椎滑脱和椎管狭窄症者治疗时应保持腰部屈曲位，不可用力按压脊柱，宜使用轻柔手法，慎用重手法和扳法 2. 扳法时切忌暴力，不可强求弹响
整理手法	1. 以手掌或肘施行揉法放松脊柱两侧肌肉 5min 2. 再以肘或掌顺着肌肉方向施以推法放松 5~8 遍 3. 五指并拢，掌指关节微屈，以虚掌拍法拍打腰部肌肉 1min	
告知	注意休息，睡硬板床，避免久坐，避免重体力劳动	

（赵 勇 杨 林）

任务二

小儿推拿技术

任务目标

1. 掌握小儿推拿常用穴位及其功效。
2. 能熟练掌握各推拿手法。
3. 能运用小儿推拿为便秘、厌食、外感发热等患儿进行推拿治疗。

任务导入

患儿，男，2 岁，平素大便 3~4d 行 1 次，大便干燥，色深，呈羊粪状，排便困难，无腹痛，进食量少，喜肉食，不喜饮水。查体：舌红，苔薄白，指纹紫滞浮于风关。请根据患儿病情做出初步诊断，提出合理的推拿治疗方案。

相关理论知识

小儿推拿，是指在中医基本理论指导下，根据小儿的生理病理特点，运用一定的手法作用于小儿一定的部位和穴位，以防治儿科疾病，保健儿童身心和促进儿童生长发育的一门中医外治疗法。

（一）小儿的生理病理特点

1. 小儿的生理特点

（1）脏腑娇嫩，形气未充：小儿多处于生长发育阶段，机体脏腑的形态、功能都未达到成熟健全，所以相较成人更容易受外邪侵袭，导致各种疾病的发生，可概括为"稚阴稚阳"之体。五脏中又以肺、脾、肾三脏不足更为突出。小儿生长发育靠不断吸收水谷精微来完成，而这三脏都是参与水液代谢的重要脏器，对肾气的生发、脾气的运化、肺气的宣肃功能有更高的要求，因而会产生相对的不足。

（2）生机蓬勃，发育迅速：小儿在形态、生理功能等各方面都在不断地、迅速地发育成长，年龄越小表现越明显，呈现出蓬勃之象。

2. 小儿的病理特点

（1）发病容易，传变迅速：由于小儿稚阴稚阳之体，加之寒温不可自调，乳食不知自节，故易受外感六淫、内伤乳食或先天因素等影响而致发病，且病情发展迅速，病情可在短时间内发生重大变化，年龄越小传变也可能越快。

（2）脏气轻灵，易趋康复：与成人相比，小儿有蓬勃的生机，对外邪敏感的同时，对各种治疗的反应也更加灵敏，且小儿宿疾较少，病因相对单一，情志因素的干扰也较少，所以只要治疗及时、对症，病情好转的速度也较成人更快，预后更好。

（二）推拿原则

基本要求：在推拿过程中要求轻快、着实、平稳、柔和。

轻快：指力度轻，频率快，一般要达到 160~200 次/min。

着实：推拿时要注意固定小儿体位及推拿部位，保证每次推拿都不漏掉，进行连续不断的刺激。

平稳：手法的变化和幅度基本保持一致，不可以忽轻忽重，忽快忽慢，或幅度时大时小，手法间的配合和转换要自然。

柔和：整个推拿状态需柔和，不可紧绷，不可使蛮劲，为患儿创造一个舒缓的推拿氛围。

小儿推拿，手部以推左手为主；四肢躯干部取双侧（单穴除外）。

（三）常用的推拿手法

小儿推拿的常用手法见表 2-10。

表 2-10   小儿推拿常用手法

名称		操作方法	示范
推法	直推法	直推法：从一端推向另一端的单方向直线运动，可用示指和中指，也可单用大拇指 分推法：以一个穴位为中心，从中心向两边推 合推法：以一个穴位为中心，从两边向中心推	见图 2-30

续表

名称		操作方法	示范
推法	旋推法	以拇指螺纹面着力于穴位上，做顺时针方向环转运动，表面有摩擦，同时带动深层肌肉的回旋运动	见图 2-31
摩法	单指摩 多指摩 掌摩	以手指螺纹面或掌根，做较轻的环形运动，只触及表皮，不带动深层，可以归纳为"皮动肉不动"	见图 2-32
运法		往单一方向的弧形推动，多用大拇指指腹操作，也可用示指、中指、环指	见图 2-33
揉法		固定一个地方进行回旋运动，与摩法相反，可归纳为"肉动皮不动"，可用单指揉，也可用大鱼际或掌根揉	见图 2-34 见图 2-35
按法		用手指或手掌垂直下压，多与揉法相结合	见图 2-36
掐法		以指甲垂直切掐于穴位或部位	见图 2-37
捏法	特指捏脊	普通捏脊法：以两手拇指置于脊柱两侧，从下向上推进，边推边以示指和中指捏拿起脊柱旁的皮肤	见图 2-38
		冯氏捏脊法：将双手示指、中指、环指弯曲，以示指的第2指节垂直于脊柱正中，从下向上推进，边推边以拇指交替夹持起脊柱正中的皮肤	见图 2-39

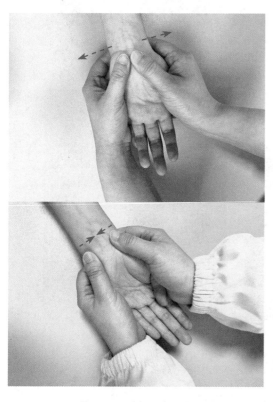

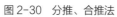

图 2-30 分推、合推法

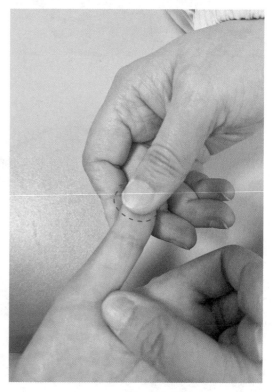

图 2-31 旋推法

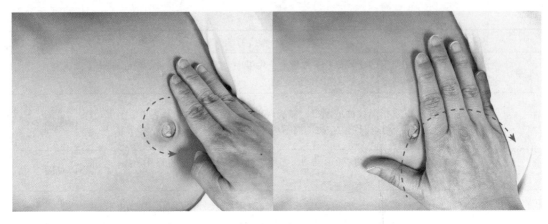

图 2-32　指摩、掌摩法

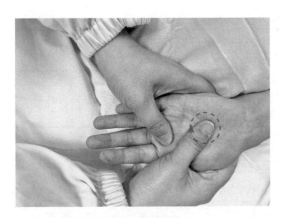

图 2-33　运法

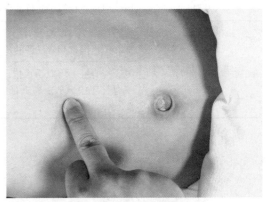

图 2-34　中指揉法

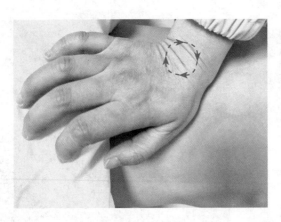

图 2-35　大鱼际揉法

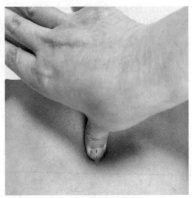

图 2-36　按法

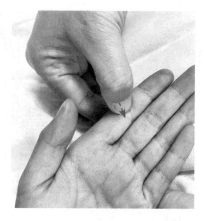

图2-37 掐法

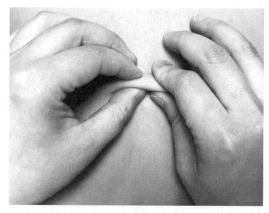

图2-38 普通捏脊法

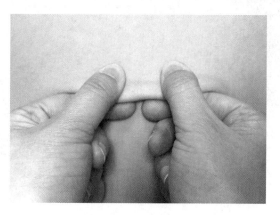

图2-39 冯氏捏脊法

（四）常用穴位

1. 头面部穴位的定位、功效及对应的操作方法见表2-11。

表2-11 头面部穴位表

腧穴	定位	操作方法	功效
天门	两眉正中至前发际的一条直线	以两拇指交替从两眉正中推向前发际，称"开天门"，见图2-40	调节阴阳，祛风散邪，通鼻窍
坎宫	自眉头起沿眉向眉梢成一横线，左右对称排列	两拇指同时自眉心向眉梢分推，称"推坎宫"，见图2-41	调节阴阳，疏风解表，醒脑明目
太阳	外眼角与眉梢连线的中点后方的凹陷处	以两拇指或中指指腹置于该穴揉动，称"揉太阳"	调节阴阳，疏风解表，清利头目
耳后高骨	耳后，耳郭中下部突出性标志为乳突，即高骨，其下约1寸许凹陷中	以两拇指或中指端置于该穴，掐揉之，揉3掐1，称"揉耳后高骨"，见图2-42	疏风解表，镇静安神，定惊
迎香	平鼻翼外缘旁开，当鼻唇沟中取穴	用示指、中指，或两手中指置于该穴，揉之，见图2-43	宣通鼻窍

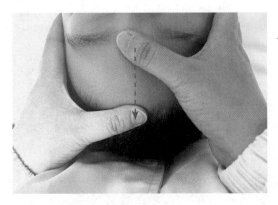

图 2-40　开天门

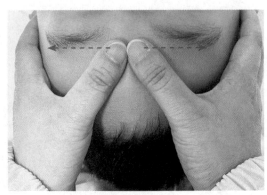

图 2-41　推坎宫

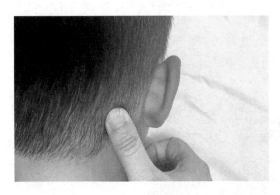

图 2-42　揉耳后高骨

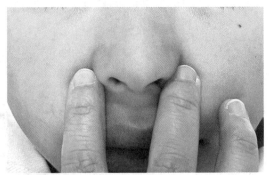

图 2-43　揉迎香

2. 上肢穴位（图 2-44）的定位、功效及对应的操作方法见表 2-12。

表 2-12　上肢穴位表

腧穴		定位	操作方法	功效
五经穴	脾	大拇指螺纹面（三字经流派定穴为拇指第 1 指节桡侧缘）	旋推或向心推为补，离心推为清，来回推为清补	调补脾胃，清热利湿，化积和中
	肝	示指螺纹面	从指根推到指尖为清，只用清法	清肝、平肝、疏肝、镇惊
	心	中指螺纹面	一般用清补，若需单用清法，以天河水代之	清心，退热，利尿，镇静，安神
	肺	环指螺纹面	从指根推到指尖为清，反之为补，此穴以清法为主	调理肺卫，祛风散邪，宣肺止咳平喘，化痰
	肾	小指螺纹面	旋推或从小指端推到指根处，此穴不用清法	补肾，固元，健脑益智
胃		拇指第 2 指节；亦有拇指第 1 掌骨关节桡侧缘	从第 1 掌骨桡侧缘离心推至拇指第 2 指节为清，反之为补，一般用清法	清胃，降逆，通腑
大肠		示指桡侧缘	指尖向指根推为补，反之为清，来回为清补	调理肠道

续表

腧穴	定位	操作方法	功效
小肠膀胱	小指尺侧缘	指尖向指根推为补，反之为清，来回为清补	利水，通利小便
板门	手掌大鱼际平面	揉法为主，可运，可捏挤	消食化积导滞
四横纹	掌面，示指、中指、环指、小指第1指间横纹	掐揉	消疳化积
小天心	大、小鱼际交接之凹陷处	掐、揉、捣	通经络，疏风解肌，清热利尿
内八卦	以掌心（劳宫穴）为圆心，以圆心至中指根距离2/3为半径，画一圆，八卦分列于此圆上	顺时针运、逆时针运（运八卦时，将中指指根对应的离位用左手拇指盖住，右手运至离位时从左手拇指上滑过，以免妄动心火）	顺八卦：开胸利气，化痰化积逆八卦：降逆平喘顺逆结合可调理气机，顺气化痰，平衡阴阳
二人上马	手背，第4、5掌指关节后方，当两掌骨间凹陷处	揉、掐	滋阴补肾，利水通淋
内劳宫	掌心正中，当2、3掌骨间，屈指时中指尖下取穴	揉、掐、运	清热，凉血，镇惊，主一切热证
天河水	前臂内侧正中，腕横纹至肘横纹的一条直线	清天河水：用一手拇指或示指、中指自腕横纹中央起，推至肘横纹而止	清热，凉血，利尿
三关	前臂桡侧，腕横纹至肘横纹的一条直线	将前臂摆正，用一手拇指或示指、中指自腕向肘方向推	温里散寒，补益气血
六腑	前臂尺侧缘，腕横纹至肘横纹的一条直线	退六腑：屈肘，以一手握其手腕固定，另一手拇指或示指、中指两指从肘推至手腕	通腑泄热
五指节	掌背，五手指的指中节横纹处	掐、揉	安神，定惊，化痰

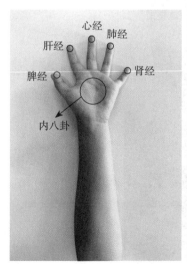
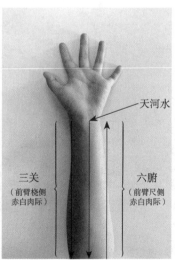
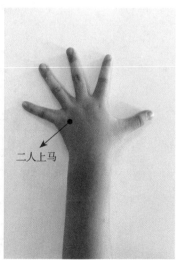

图2-44　部分上肢穴位图

3. 胸腹及四肢穴位（图 2-45）的定位、功效及对应的操作方法见表 2-13。

表 2-13　胸腹及四肢穴位表

腧穴	定位	操作方法	功效
膻中	胸部，前正中线上，平第 4 肋间，两乳头连线的中点取穴	按揉、分推	理气顺气，化痰止咳，开胸散结
腹	整个腹部	摩、揉、按等	调理脾胃与大小肠，攻补兼顾
天枢	肚脐旁开 2 寸	按、揉	疏调大肠，理气消滞
中脘	脐上 4 寸，当剑突下至脐连线的中点	按、揉	调中和胃，消食化积
足三里	外膝眼下 3 寸，胫骨旁开 1 寸处	按揉（揉 3 按 1）	补益脾胃，和胃化积，保健强体
涌泉	位于足掌，前 1/3 与中 1/3 交界处的凹陷中	摩、揉、捣、按	引火归原，滋阴补肾，除烦
三阴交	内踝直上 3 寸，胫骨后缘凹陷中	按揉（揉 3 按 1）	养阴清热，通调水道

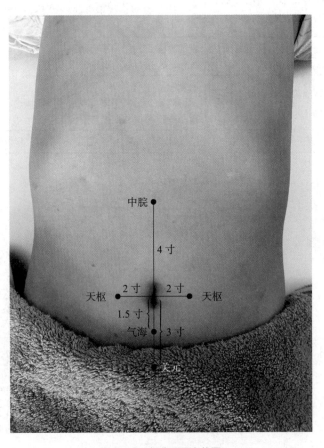

图 2-45　部分正面穴位图

4. 腰背部穴位（图2-46）的定位、功效及对应的操作方法见表2-14。

表2-14　腰背部穴位表

腧穴	定位	操作方法	功效
脊	后背正中，整个脊柱，从大椎至尾椎的一条直线	捏脊：见捏法 推脊：以手指或大小鱼际间的凹陷正对脊柱，从上至下或从下至上推之（向上为补，向下为清） 另有按、揉、扣等	扶正祛邪，强腰脊，促生长发育
七节骨	第4腰椎至尾椎尖的一条直线	推上七节骨：以拇指或示指、中指两指自下而上推 推下七节骨：反之，自上而下推	推上七节骨：温阳固涩止泻 推下七节骨：泻热导滞通便
龟尾	尾椎骨末端，或取长强穴	揉、按	止泻，通便
肺俞	背部，第3胸椎棘突下，旁开1.5寸	按，揉，推	调肺气，止咳喘
脾俞	背部，第11胸椎棘突下，旁开1.5寸	按，揉	调脾胃，助运化
肾俞	腰部，第2腰椎棘突下，旁开1.5寸	按，揉	培元固本，补肾泻浊

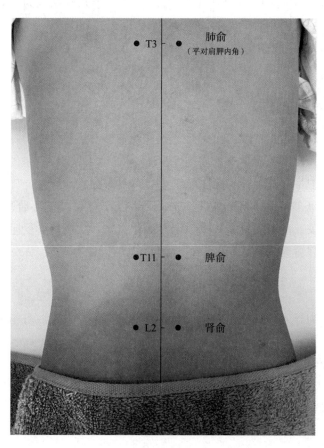

图2-46　部分背面穴位图

（五）小儿推拿禁忌证

小儿推拿没有绝对的禁忌证，但因操作时需要接触皮肤，以下情况不建议使用推拿治疗：

1. 皮肤发生烧伤、烫伤、擦伤、裂伤以及生有疮疖等。
2. 患有某些急性感染性疾病，如蜂窝织炎、骨结核、骨髓炎、丹毒等。
3. 各种恶性肿瘤、骨折、脱位等。
4. 呼吸困难、严重外伤等危重情况时。

（六）小儿推拿注意事项

1. 推拿前需安抚患儿情绪，避免哭闹，摆好患儿体位，获得家长的配合。
2. 准备适合的润滑介质，如润肤油或滑石粉等。
3. 推拿过程中避免患儿受风受寒。

（七）推拿的适宜年龄及疗程

1. 小儿推拿可适用于任何年龄段的儿童。传统的小儿推拿认为，对7岁以下儿童的作用更为显著，7岁以上则要增加推拿的时间和力度，还要配合一些成人的手法。
2. 每次推拿时间一般在40min左右。急性病可每天1~2次，1~5d为1个疗程；慢性病可每天1次或每周2~3次，以周或月为1个疗程。

（八）便秘的推拿治疗理论

便秘是指排便周期延长，或粪质干结，或排便不畅的病症，三类症状可单独出现也可兼而有之。表现为大便次数减少，每周排便少于2次，大便干燥、坚硬，排出艰难，甚或小儿不愿排便、便中带血，可伴有腹胀、纳差、口臭等症状。

小儿便秘以热证多见，本病的发生多与喂养不当，饮食结构不合理，水分摄入过少，情志不畅等因素有关，基本病机是脾胃失调，运化失常，大肠传导受阻，热结于里。治疗以通腑泄热，健运脾胃为主。

任务解析

本次任务要求为导入病例做出初步诊断，提出推拿治疗方案。分析如下。

（一）病例特点

1. **病因及诱因** 平素饮食结构不合理，饮水量少。
2. **主要症状特点** 大便干结，排便困难。患儿辨证为热秘，治疗以清法为主。

（二）确定推拿处方

推拿穴位及手法：清大肠、退六腑、清补脾胃各 10min，揉板门 1 ~ 3min，推下七节骨、揉龟尾各 3min。患儿若配合可揉腹 10min。

疗程：每天 1 次，连续 7 次为 1 个疗程。

任务实施及评分标准

对该案例患儿的推拿操作流程及评分标准见表 2-15。

表 2-15　小儿推拿操作流程及评分表

操作流程		内容要点	评分	注意事项
操作前	核对	核对患儿基本信息、诊断、临床症状、既往史及推拿部位	2	
	评估	评估患儿推拿部位皮肤状况及合作程度	3	
	沟通	向患儿家长交代推拿治疗的必要性、操作流程，取得患儿家长理解	4	态度和蔼
	环境准备	环境整洁，温湿度适宜，必要时用屏风遮挡	3	
	医生准备	着装整洁，洗净双手，戴好口罩、帽子	4	
	物品准备	治疗盘，一次性口罩、帽子，润肤油，卫生纸，手消毒剂，垃圾分类桶等	8	
操作中	摆放体位	1. 取腹部穴位时，患儿平躺，暴露推拿部位 2. 取背部穴位时，患儿趴于诊床上或家长身上 3. 取手部穴位时，患儿可坐可躺，取其舒适的体位，固定好手部	5	根据病情选择体位，以患儿舒适，医者便于操作为宜
	润滑	在需推拿的部位涂上润滑油	4	
	推拿	1. 清大肠（10min）医者一手固定住患儿左手虎口处，另一手示指、中指并拢，置于患儿示指桡侧缘"大肠"处，从指根推向指尖 2. 清补脾胃（10min）医者一手固定住患儿左手大拇指，另一手示指、中指并拢，置于患儿拇指桡侧缘"脾""胃"处，从拇指指根到指尖来回推 3. 退六腑（10min）医者辅助患儿左前臂屈肘，并以一手固定住，另一手示指、中指并拢，置于患儿前臂尺侧缘"六腑"处，从肘横纹推至腕横纹 4. 揉板门（3min）医者一手固定患儿手部鱼际处，另一手大拇指置于患儿"板门"，以三揉一按的频率进行按揉 5. 推下七节骨（3min）暴露出患儿的第 4 腰椎至尾椎尖处，医者以拇指或示指、中指两指自上而下推 6. 揉龟尾（3min）医者将中指或示指置于患儿"龟尾"处，运用揉法，或三揉一按的频率进行按揉	42	根据各穴位选用不同的手法进行推拿，注意力度与速度；操作中注意调整患儿情绪，争取患儿的配合
	清洁	每个部位推拿结束后，转换体位时，用卫生纸将推拿部位的润滑油擦拭干净	3	

操作流程		内容要点	评分	注意事项
操作后	告知	避免受风寒，涂抹润滑介质的皮肤注意及时清洁，防止患儿将手放进嘴里	3	
	整理	协助患儿整理衣物，整理操作用物，洗手	4	
	记录	记录推拿时间、部位及患儿反应、病情变化	4	
综合素质		态度和蔼，言语恰当，举止行为沉着冷静	4	
		操作过程熟练规范	4	
		密切关注患儿情况，体现人文关怀	3	

任务拓展

（一）厌食的推拿治疗

厌食是小儿时期的一种常见病证，临床表现以较长时间厌恶进食，食量减少为特征。厌食的诊断及推拿治疗见表 2-16。

表 2-16　厌食的诊断及推拿治疗

诊断及治疗	内容要点	注意事项
病因病机	本病病位在脾胃。病因有喂养不当、先天不足、受惊吓打骂等引起的情志失调及其他疾病损伤脾胃等。脾胃运化失司，胃的受纳失和，导致厌食发生	
主症	表现为无明显饥饿感，长期食欲不振，进食量少甚至厌恶进食	
辨证要点	1. 有喂养不当、病后失调、先天不足或情志失调史 2. 长期食欲不振，厌恶进食，食量明显少于正常同龄儿童 3. 面色少华，形体偏瘦，但精神尚好，活动如常 4. 除外其他外感、内伤慢性疾病	
处方配穴	补脾、清胃、运八卦、揉板门、掐四横纹 食积化热可加清肝、清天河水	
操作方法	1. 患儿可坐可躺，取其舒适的体位，固定好手部 2. 在需推拿的部位涂上润滑油 3. 补脾（10min）医者以一手固定患儿大拇指，另一手拇指置于患儿大拇指螺纹面，轻摩皮肤表面并带动深层肌肉做回旋运动（即旋推），或用示指、中指两指以向心方向进行直推 4. 清胃（10min）医者以一手固定患儿大拇指，另一手拇指或示指、中指两指从患儿第 1 掌骨桡侧缘离心推至拇指第 2 指节 5. 运八卦（10min）医者以一手拇指置于患儿中指指根处盖住离位，另一手大拇指在患儿掌心八卦穴的位置，顺时针方向做弧形推动 6. 揉板门（3min）医者一手固定患儿手部鱼际处，另一手大拇指置于患儿"板门"，以三揉一按的频率进行按揉 7. 掐四横纹（3min）医者一手固定患儿指尖，用指尖依次掐患儿示指、中指、环指、小指第 1 指间横纹 8. 1~2d 1 次，7d 为 1 个疗程	根据各穴位选用不同的手法进行推拿，注意力度与速度；操作中注意调整患儿情绪，争取患儿的配合

（二）小儿外感发热的推拿治疗

外感发热是由于外感六淫之邪或温热疫毒之气，导致体温升高，伴有恶寒、面赤、烦躁、脉数等临床表现的一种病症。小儿外感发热的诊断及推拿治疗见表 2-17。

表 2-17　小儿外感发热的诊断及推拿治疗

诊断及治疗	内容要点	注意事项
病因病机	病因以感受暑热之邪为主，也有感受风寒湿邪等入里化热，或感受时邪疫毒所致。肺主皮毛，司腠理开阖，开窍于鼻，外邪自口鼻皮毛而入，使肺卫失宣，卫阳受遏而发病	
主症	体温升高，伴恶寒、面赤等	
辨证要点	1. 体温 ≥ 37.2℃ 2. 可伴有鼻塞、流涕、咳嗽、纳差等 3. 除外内伤疾病所致发热	有高热惊厥史的患儿要注意配合其他退热治疗
处方配穴	起式：头面四大手法（开天门、推坎宫、揉太阳、掐揉耳后高骨） 主穴：清天河水、清肺平肝 　　　大热加推脊 　　　夹湿夹滞加退六腑 　　　伴鼻塞流涕加揉迎香	
操作方法	1. 患儿取仰卧位 2. 沾凉水至相应穴位处再进行推拿 3. 开天门（3min）医者两手固定患儿头部，暴露额头，以两拇指交替从两眉正中推向前发际 4. 推坎宫（3min）医者以两拇指同时自眉心向眉梢分推 5. 揉太阳（3min）医者以拇指或示指、中指置于患儿太阳穴处进行按揉 6. 揉耳后高骨（3min）医者以两拇指或中指端置于该穴进行掐揉 7. 清天河水（15min）医者用一手拇指或示指、中指两指自腕横纹中央起，推至肘横纹而止 8. 清肺平肝（10min）医者以一手固定患儿示指和中指，让两指并排合在一处，以另一手的示指、中指同时从两指的指根向指尖方向推 9. 根据发热情况，每天可推拿数次，或每次延长推拿时长	根据各穴位选用不同的手法进行推拿，注意力度与速度；操作中注意调整患儿情绪，争取患儿的配合

（张　茜　陈阳阳）

模块三 其他技术

中药保留灌肠技术

任务目标

1. 掌握中药保留灌肠操作方法。
2. 熟悉中药保留灌肠适应证及操作中的注意事项。
3. 能运用中药保留灌肠治疗各类顽疾。

任务导入

段某，男，65岁。患者间断双下肢水肿5年。近一年来水肿再发，尿少，伴有胸闷心慌，大便暗黑干结成形，食欲较差，口中有恶臭气味，伴间断恶心呕吐，曾外院查肾功能提示血肌酐偏高。查体：面色晦暗，双下肢水肿。舌质淡暗，苔厚黄腻，脉沉涩。请根据患者病情做出初步诊断，提出合理的中药保留灌肠治疗方案。

相关理论知识

中药保留灌肠又称肛肠纳药法，属中医内病外治法之一，是在中医理论指导下辨证选配中药煎煮并将药液自肛门灌入，保留在直肠结肠内，通过肠黏膜吸收治疗疾病的一种方法。具有清热解毒、软坚散结、活血化瘀等作用。

（一）中药保留灌肠方式

中药保留灌肠方式、操作方法及器械准备，见表3-1。

表3-1 中药保留灌肠方式

灌肠方式	操作方法	需用器械	示例
直肠滴入	1. 患者侧卧位 2. 中药加温后置入肠道冲洗器（图3-1） 3. 肛管尾端润滑后缓缓插入至直肠、结肠 4. 打开输液阀，中药灌肠液缓缓注入肠内 5. 滴注结束，患者继续侧卧位，或平卧位，保留1h以上	见图3-1	见图3-2
中药灌注	1. 患者侧卧位 2. 中药加温，灌肠器（图3-3）抽吸待用 3. 导尿管/吸痰管（图3-4）涂擦液状石蜡，润滑后缓慢从肛门置入直肠、结肠 4. 连接灌肠器，缓慢推注 5. 推注结束，患者继续侧卧位，或平卧位，保留1h以上	见图3-3 见图3-4	见图3-5

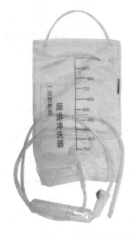

图 3-1 一次性使用肠道冲洗器

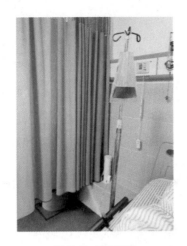

图 3-2 直肠滴入

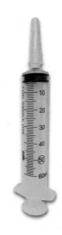

图 3-3 一次性使用灌肠器

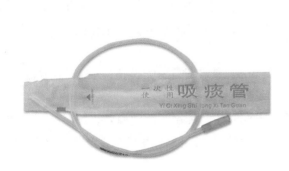

图 3-4 一次性吸痰管

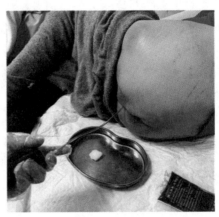

图 3-5 中药灌注

(二)保留灌肠的现代药理认识

现代药理学认为保留灌肠的作用机制有：① 直肠黏膜血液循环旺盛。直肠的肠壁组织是具有选择性吸收和排泄功能的半透膜；② 直肠给药，药液可以混合于直肠分泌液中，通过直肠黏膜的迅速吸收进入体循环，因不经过肝脏从而避免了肝脏的首过解毒效应，提高了生物利用度；③ 药液可直达病灶，并在病灶维持较高的药物浓度而达到治疗目的；④ 直肠给药比口服药生物利用度高，同样剂量的药物直肠给药的作用大于口服药物的作用；⑤ 直肠给药简便易行，安全有效，也避免了口服给药对胃肠道的不良刺激。

(三)常见病的中药保留灌肠治疗

1. 胃肠疾病

（1）单纯性肠梗阻

1）方药：大黄 30g，枳实 20g，厚朴 20g，木香 12g，芒硝 20g，延胡索 15g，槟榔 15g。

2）用法：加清水煎至 400ml，分早晚两次保留灌肠。控制温度，以 40～42℃为宜。

（2）肠易激综合征

1）方药：大黄10g，枳实15g，木香10g，槟榔15g，乌药20g，白芍20g，腹痛明显加延胡索12g。

2）用法：水煎取汁，每晚1次，每次50~100ml，睡前保留灌肠。

（3）急性阑尾炎

1）方药：生大黄（后下）30g，丹皮、桃仁各15g，冬瓜仁、红藤、败酱草各20g，芒硝10g。

2）用法：烘干粉碎过目筛。以生理盐水300ml煎10min，取煎液150ml，待温后保留灌肠。每6个小时1次。

（4）痔疮术后并发症：如肛门部疼痛、肛门部坠胀感、局部水肿、渗血甚至出血、分泌物增加、尿潴留。

1）方药：人参、黄芪、白芨、生甘草各40g，五倍子、白头翁、马齿苋、青黛各30g，丹参、诃子、乌梅、白花蛇舌草各20g。

2）用法：上药加水2 000ml，煎至560ml，过滤，机器封装，每袋装约80ml。取中药液1袋，加热至38~40℃，保留灌肠1h以上，每天1次，1d为1个疗程。

（5）胃肠道恶性肿瘤化疗相关性腹泻

1）方药：菊花15g，乌梅20g，蒲公英30g，紫花地丁30g，黄连15g，白花蛇舌草30g，半枝莲15g，败酱草15g，薏米30g。

2）用法：加水煎至150~200ml备用。灌注时注意加温，测定患者直肠温度，比该温度高1~2℃，保留药液2~4h。每天1~2次，化疗前1d开始保留灌肠直至此次化疗结束。

（6）急性胰腺炎

1）方药：生大黄15g，厚朴15g，枳实12g，加水煎至300ml时，加入12g芒硝。随症加减，高热者加金银花12g、蒲公英10g、连翘10g；腹胀者，加陈皮10g、柴胡15g、炙甘草10g；恶心呕吐者加法半夏15g、竹茹15g、砂仁10g、生姜10g；口干者加玄参10g、天花粉10g；黄疸者加郁金15g、栀子10g；腹痛严重者加延胡索15g、川楝子15g。

2）用法：加水煎至300ml，充分搅拌后为1剂，共制2剂；一剂经胃管内灌注，另一剂高位保留灌肠，每天1次。

（7）放射性直肠炎

1）方药：秦皮15g，槐花炭20g，地榆炭20g，荆芥炭15g，苦参20g，苍术15g，黄柏12g，黄连10g，防风10g，枳壳10g，木香10g，马齿苋20g，甘草6g，当归12g。

2）用法：加水1 500ml，水煎浓缩至200~300ml，取药液100~150ml，分早晚两次保留灌肠，药液温度控制在38~39℃，以手试之略温或用温度计测量最佳。15d为1个疗程；间隔3d后进行下一疗程治疗，连续2~3个疗程。

2．呼吸系统疾病

（1）上呼吸道感染

1）方药：柴胡8g，麻黄6g，荆芥6g，生姜8g，石膏10g，金银花12g，连翘15g，板蓝根 10g，大青叶 12g，桔梗 8g，甘草 6g。

2）用法：加水煎煮至 400ml，药液温度在 35~40℃，依患儿的年龄，12 岁以下每次 20ml，12 岁以上每次 60ml，保留灌肠，每天 2 次。

（2）高热

1）方药：生地黄 30g，生石膏 45g，竹叶 10g，知母 10g，生大黄 10g，甘草 10g。

2）用法：加水 500ml，用文火煎至 150~200ml，去渣后备用。使用时将药汁加热至 38~40℃，用注射器推注或导尿管代替肛管，缓慢滴入肛门内，每天 1 次，保留时间应足够长。

（3）小儿肺炎

1）方药：黄芩 15g，鱼腥草 15g，桃仁 6g，桑皮 12g，杏仁 6g，枇杷叶 6g，麦冬 12g，胡麻仁 12g，柴胡 10g。

2）用法：上药材用水煎煮至 200ml 备用。每天 2 次保留灌肠。

根据年龄用量不同，小于 2 岁患儿用 40ml；2~4 岁患儿用 80ml；4~6 岁患儿用 120ml。对于病情较严重的患儿可适当增加用药剂量，待患儿病情稳定后可将剂量减少。灌肠要求：灌肠前先让患儿排空大小便，患儿可俯卧于家长身上，露出臀部，将肛管插入肛门后缓慢推药，再让患儿仰卧 20min，有利于药物保留和吸收。在整个灌肠过程中要密切观察患儿的精神状态、咳喘及呼吸情况，如患儿发生异常应立刻停止灌肠，在灌肠后观察药物是否发生外泄。

（4）惊厥

1）方药：甘草 8g，金银花、黄芪、知母、大青叶、薄荷、荆芥各 10g，板蓝根、柴胡、桑叶、莱菔子、桔梗各 12g。

2）用法：上药水煎取汁 100ml，6 个月~1 岁患儿每次 10ml；1~3 岁患儿每次 20ml，3~4 岁患儿每次 30ml，每天 2 次，保留灌肠。灌肠要求同上。5d 为 1 个疗程。

（5）支气管哮喘

1）方药：蝉蜕、僵蚕、地龙、桔梗、桑白皮、炙麻黄各 10g，甘草 5g。

2）用法：煎药液至 100ml，冷却药液温度至 37~38℃，保留灌肠，每天 1 次，4 周为 1 个疗程。

3．肝胆疾病

（1）肝性脑病

1）方药：生大黄（后下）、石菖蒲、牡蛎（先煎）各 30g，厚朴、生地黄各 20g，枳实 15g，芒硝 5g（冲）。

2）用法：上药煎煮至 100ml，保留灌肠，每天 1 次，疗程视病情而定。

（2）肝硬化自发性细菌性腹膜炎

1）方药：大黄 20g，炮附子 30g，蒲公英 30g，红藤 30g，败酱草 30g，煅牡蛎 30g。

2）用法：上药水煎取汁 100ml，保留灌肠 1h 以上，每天 1 次，疗程视病情而定。

4．妇科疾病

（1）宫腔积液及内膜菲薄

1）方药：水蛭 3g，红藤 15g，三棱 10g，莪术 15g，威灵仙 10g，路路通 15g，川芎 15g，蒲公英 15g。

2）用法：上药煎煮后滤渣，取 100ml 溶液，保留灌肠，每天 1 次，疗程视病情而定。

（2）盆腔炎性包块

1）方药：川楝子、败酱草、连翘、延胡索各 15g，桂枝、茯苓、三棱、莪术、金银花、红藤各 10g。

2）用法：加水 400ml，煎成 100ml，冷却至 37～40℃，经肛门直肠灌注药液，每次 1 剂，每天 1 次，疗程视病情而定。

（3）慢性盆腔炎

1）方药：丹皮 30g，五灵脂 15g，延胡索 15g，生蒲黄 30g，红藤 30g，赤芍 15g，败酱草 30g，莪术 10g，丹参 20g，桃仁 10g。

2）用法：水煎至 200ml，保留灌肠 2～3h，疗程视病情而定。

（4）输卵管堵塞

1）方药：红藤 15g，败酱草 20g，丹参 20g，赤芍 25g，红花 10g，三棱 10g，海藻 15g，昆布 15g；气滞重者加厚朴 10g、青皮 9g，湿热重者加黄连 6g、蒲公英 20g。

2）用法：上方浓煎 2 次，取汁 100ml，加热至 37℃，每晚排空大小便，睡前保留灌肠，导尿管置入直肠 12～16cm 灌肠，保留时间 5h 以上为佳。

5．泌尿系疾病

（1）慢性肾衰竭

1）方药：大黄 30g，蒲公英 30g，煅龙骨 30g，煅牡蛎 30g，丹参 30g，六月雪 20g，土茯苓 20g，附子 15g。

2）用法：上药水煎，浓缩至 150～200ml，经灌肠袋滴入结肠内，患者定时变换体位，保持药液在结肠内 1h 以上，每天 1 剂。2 周为 1 个疗程。

（2）前列腺炎

1）方药：败酱草、蒲公英、连翘、白芷、红花、淫羊藿、大血藤、紫花地丁、桃仁、川芎、补骨脂各 20g，大黄 10g。

2）用法：水煎后取汁液浓缩装袋备用，每袋 150ml。灌肠时取浓缩中药汁液成两袋共 300ml，加热至 38℃，完成灌肠，每天 1 次，疗程视病情而定。

（四）中药保留灌肠操作要求

中药保留灌肠操作要求见表 3-2。

表 3-2 中药保留灌肠操作要求

项目内容	操作要求
灌肠器械	1. 肛管改用一次性吸痰管，连接管改用一次性输液器，便于调节滴速 2. 年老体弱，活动无耐力，需清洁灌肠；如长期腹泻者建议选择双腔气囊导尿管
灌肠时机	1. 临卧时中药灌肠给药效果最佳 2. 对于女性，灌肠时间以月经干净 3d 为佳，避开经期
灌肠液的温度	1. 一般保留灌肠液温度宜在 39～41℃，灌肠液温度与患者体温相近（超过肛温 1～2℃） 2. 体质/证候不同，灌肠温度有差别，热证患者灌肠液温度以 37～39℃（低于 39℃）为佳，寒证患者灌肠液温度在 41～43℃（低于 43℃）为佳 3. 年龄不同，灌肠温度也有差别。年龄偏大患者，体质较弱，温度宜热，39～41℃，速度宜慢；年龄稍小的患者，灌肠液的温度宜温和，38～40℃
灌肠液的量	1. 灌肠液体量一般不宜超过 200ml 2. 不同疾病采用不同灌肠液量，溃疡结肠炎采用 100ml；婴幼儿腹泻小于 10ml
灌肠的速度	1. 直肠滴入方式：15min 匀速将 100ml 灌肠液滴入肠道内 2. 中药推注方式：15～20min 内缓慢将 200ml 灌肠液注肠道内
肠道清洁度	要求临睡前排空肠道
灌肠的体位	一般取左侧卧位，臀部抬高 10cm，保留灌肠后取俯卧位 30min 后平卧或膝胸卧位
插管深度	肛管插入肛门 15～20cm
插管方法	1. 40℃的温水泡热导管前端 2. 液状石蜡润滑
延长肠道保留时间	1. 根据不同疾病保留药液时间不一致，一般要求保留 1h 以上 2. 延长保留时间方法 （1）按压耳穴（脾、大肠、消化系统皮质下穴） （2）听舒缓轻柔音乐，保持室温 22～29℃，冬天注意保暖 （3）操作中出现排便感、腹胀属正常，嘱张口深慢呼吸，交谈有利于分散注意力 （4）灌肠期间禁食油腻、辛辣以及刺激性食物，饮食应以易消化、少纤维、高蛋白、高热量食物为主

（五）注意事项

1. 操作前先了解患者的病变部位，掌握灌肠的卧位和肛管插深度。如慢性痢疾，病变多在直肠和乙状结肠，宜采取左侧卧位，插入的深度以 15～20cm 为宜；溃疡性结肠炎病变多在乙状结肠或降结肠，插入深度应达 18～25cm；阿米巴痢疾病变多在回盲部，应采取右侧卧位。

2. 减轻肛门刺激，宜选用小号肛管，药量宜小；为促进药物吸收，插入不能太浅，操作前须嘱排空大便。

3. 一般用量 200ml 以内，小剂量药液灌肠时应加倍稀释，以增加吸收率。

4. 慢性肠道疾病患者应在晚间睡前灌入，灌肠后药液保留时间越长越好，并减少活动。

5. 灌肠液应温度适宜：一般为 39～40℃。可根据药性、年龄及季节进行适当调整。清热解毒药温度宜偏低，以 10～20℃为宜；清热利湿药则稍低于体温，以 20～30℃为宜；补气温阳，温中散寒之药温度以 38～40℃为宜。老年人药温宜偏高。冬季药温宜偏高，夏季可偏低。

6. 肛门、直肠和结肠等手术后或大便失禁患者，不宜保留灌肠，经期慎用。

7. 向患者及家属宣讲中药保留灌肠的注意事项及肠道疾病的预防保健知识，以取得患者的配合。

（六）中药保留灌肠禁忌

1. 急腹症。

2. 消化道出血。

3. 妊娠。

4. 严重心血管疾病。

5. 肛门、直肠、结肠等术后及大便失禁者。

（七）关格中药保留灌肠治疗理论

关格是以小便不通与呕吐并见为临床特征的危急重症。本病的发生多与感受外邪，或劳倦内伤、饮食不节、情志过极，或久病不愈有关。基本病机为脾肾衰惫，气化不利，水湿不化，湿浊毒邪内蕴三焦。治疗宜攻补兼施，标本兼顾。且当遵循"治主当缓，治客当急"的原则。急则治之宜开通疏利，因势利导，俾使邪有出路。可选用通腑泄浊、清热解毒方药，通过中药保留灌肠方式，直达病所，收获奇效。

任务解析

本次任务要求为导入病例做出初步诊断，提出关格的中医外治方案。分析如下。

（一）病例特点

1. 病因及诱因　老年男性患者，病程日久。

2. 主要症状特点

（1）双下肢水肿 5 年。

（2）症见：水肿再发，伴随尿少、胸闷心慌，大便暗黑干结成形，食欲较差，口中有恶臭气味，伴间断恶心呕吐。

（3）查体：面色晦暗，双下肢水肿。舌质淡暗，苔厚黄腻，脉沉涩。

（4）外院查肾功能提示血肌酐偏高。

可诊断为关格。

（二）确定中药保留灌肠处方

方药：大黄 30g，蒲公英 30g，煅龙骨 30g，煅牡蛎 30g，丹参 30g，六月雪 20g，土茯苓 20g，附子 15g。

用法：水煎煮至 200ml，先清洗肠道，再将水煎中药灌入结肠，保留 30～60min 后排出，每天 2 次，15d 为 1 个疗程。

任务实施及评分标准

对该案例患者的中药保留灌肠操作流程见表 3-3。

表 3-3 中药保留灌肠操作流程表

操作流程		内容要点	评分	注意事项
操作前	核对	核对患者基本信息、诊断，临床症状、既往病史及操作方法	4	
	评估	评估患者体质，心理状态及合作程度	4	
	沟通	交代中药保留灌肠治疗的必要性、操作流程，了解患者疼痛耐受程度等，取得患者理解	4	态度和蔼
	环境准备	环境整洁，温湿度适宜，必要时用屏风遮挡	8	
	医生准备	着装整洁，洗净双手，戴好口罩、帽子	4	
	物品准备	治疗盘，一次性灌肠器、肛管（14~16 号）、治疗巾、口罩、帽子、手套，量杯，温开水，水温计，液状石蜡，橡胶单，治疗巾，棉球，卫生纸，便盆，止血钳，中药汤剂（按医嘱准备），手消毒剂，弯盘，垃圾分类桶等	8	根据患者的性别、年龄、体质、病情、病位选择合适的肛管/导尿管、插管深度、灌肠液温度、剂量、保留时间及体位
操作中	摆放体位	一般取左侧卧位，双膝屈曲，裤脱至膝部，臀部移至床沿，上腿弯曲，下腿伸直微弯，垫橡胶单与治疗巾于臀下，垫小枕于橡胶单下以抬高臀部 10cm	8	以患者舒适，医者便于操作为宜，注意隐私保护
	检测药液温度	适当加温，水温计测得药液温度 39~41℃即可	4	在患者肛温基础上，老年患者略偏高 1~2℃，中青年适当偏低 1~2℃
	肛管置入	1. 洗手，戴手套 2. 注射器抽取药液，连接肛管，润滑肛管前端，排气，夹紧肛管并放入清洁弯盘内，弯盘置于臀下，左手持卫生纸分开臀部，显露肛门，右手持血管钳夹住肛管前端轻轻插入 15cm	8	轻柔置管，切勿暴力进入
	注药	松开血管钳，缓慢注入药液，注入时间宜在 15~20min 内，合计注入药量 200ml	8	根据患者舒适度调整注药速度；有便意感、腹胀属正常，注意转移患者注意力提高保留时间
	结束注药	1. 药液灌毕，夹紧肛管，分离注射器抽 5~10ml 温开水从肛管缓缓注入 2. 分离灌注器，抬高肛管，反折或捏紧肛管，卫生纸包住肛管前段，拔出肛管放于弯盘内 3. 用卫生纸轻揉肛门片刻，抬高臀部，待 10~15min 后取出小枕、橡胶单和治疗巾，嘱患者静卧 1h 以上 4. 取手套，洗手	12	1. 拔出肛管时要轻柔 2. 拔出后立即夹紧臀部，避免灌洗液迅速外漏

续表

操作流程		内容要点	评分	注意事项
操作后	告知	1. 注意保暖，勿受凉，尤其是腹部 2. 饮食要清淡，少油腻，操作后2h勿进食过多食物（以半饱为主） 3. 勿剧烈运动，尤其是跳跃、奔跑，建议静卧1h以上，预防灌肠液流出	12	
	整理	协助患者整理衣物，整理操作用物，撤去屏风，开窗通风，洗手	4	
	记录	记录灌肠时间及患者反应、病情变化	2	
综合素质		态度和蔼，言语恰当，举止行为沉着冷静	4	
		操作过程熟练规范	4	
		密切关注患者情况，体现人文关怀	2	

（张继波　赵　勇）

任务二
中药熏蒸技术

任务目标

1. 掌握中药熏蒸的操作方法。
2. 熟练处理中药熏蒸中的异常情况。
3. 运用中药熏蒸技术为不寐和关格等患者改善症状，延缓病情进展。

任务导入

王某，男，37岁，银行职员，平素工作繁忙，长时间待在空调房。半年来，感疲倦、失眠，工作效率下降，傍晚后脚踝部有浮肿，间断腹胀，汗出减少，夏天炎热时基本不出汗，面色萎黄虚浮，舌质淡胖，苔少白腻，脉滑。曾在医院完善血、尿、便常规及胸部X线、肝功能、肾功能、心电图、甲状腺功能检查，结果显示均正常，治疗效果不佳。

请根据患者病情做出初步诊断，提出合理的中药熏蒸治疗方案。

相关理论知识

中药熏蒸技术是中药外治疗法的分支。中药熏蒸疗法又称为中药蒸煮疗法、中药汽浴疗、药透疗法、热雾疗法等。在一些少数民族地区，被称为"烘雅"，是借助中药热力及药理作用熏蒸患处，达到疏通腠理、祛风除湿、温经通络、活血化瘀目的的一种操作方法。

（一）中药熏蒸的方法

1. **传统熏蒸法**　把药放在器具里（不锈钢 / 瓷 / 瓷砂），然后加水煮沸，找好合适的姿势躺在木架之上，把蒸熏部位用蒸汽熏蒸，注意避免烫伤，熏蒸时间 20～30min。

2. **现代时尚熏蒸法**　采用全自动熏蒸床熏蒸。中药可提前煎煮后留取中药汤药及药渣包备用；或直接将中药装入布袋置于药槽，加水通电煎沸备用。

（二）中药熏蒸的适应证

适用于风湿免疫疾病、骨伤、妇科、外科、肛肠科及皮肤科等各科疾病引起的疼痛、炎症、水肿、瘙痒等症状。

（三）中药熏蒸禁忌

1. 孕妇及月经期妇女。
2. 严重出血者。
3. 心脏病高血压严重病危者。
4. 结核病。
5. 心衰、肾衰患者。
6. 动脉瘤。
7. 温热感觉障碍。

（四）中药熏蒸的注意事项

1. 注意防止烫伤，各种用具宜牢固稳妥，热源应当合理，药不应接触皮肤。
2. 小儿、智力低下及年老体弱者熏蒸时间不宜过长，需家属陪同。
3. 熏蒸浴具要注意消毒。
4. 治疗期间对辛辣、油腻、甘甜等食物摄入应适当控制。
5. 空腹及饭后 30min 不宜熏蒸。
6. 熏蒸前饮温水 200～300ml，熏蒸后饮 300～500ml 温开水或淡盐水。

（五）中药熏蒸治疗异常情况的处理与预防

中药熏蒸安全有效，但若操作不当可出现烫伤、感染、过敏、虚脱等意外情况。中药熏蒸治疗异常情况的处理与预防见表 3-4。

表 3-4　中药熏蒸治疗异常情况的处理与预防

异常情况	原因	症状	处理	预防
烫伤	熏蒸时温度过高	1. 损伤皮肤表层，局部轻度红肿、无水疱，疼痛明显 2. 损伤真皮层，局部红肿疼痛，有大小不等的水疱	烫伤后应立即将创面放入冷水中浸泡 30min，然后用烫伤膏或麻油、菜油等涂擦创面，有水疱者可用消毒针刺破水疱边缘放水，涂上烫伤膏后包扎，松紧度要适度	注意熏蒸时温度，一般 39～42℃。皮肤感觉不敏感的患者禁用。熏蒸治疗过程中，经常查看局部皮肤情况，询问患者有无不舒适感
感染	1. 使用的熏蒸仪未严格执行消毒处理 2. 发生水疱或皮肤烫伤后继发感染	局部皮肤出现渗液、化脓等，严重时可出现发热等全身病症	发生水疱或皮肤烫伤后要及时观察及处理，必要时使用降温、抗炎、补液等对症治疗。多摄取富含蛋白质丰富的食物，以利于伤口愈合	熏蒸仪使用后经严格消毒处理
皮肤过敏	熏蒸用的中药内含有使皮肤过敏的成分	局部皮肤出现红肿、发痒、脱皮及过敏性皮炎等异常现象。患者出现呼吸困难、头痛、头晕等病症	过敏病症一旦出现，应立即脱离过敏原，遵医嘱使用抗过敏药物	使用前先询问过敏史，过敏体质慎用。加强巡视并倾听患者反馈
虚脱	熏蒸的时间过长或水温过热，造成了身体的水分大量蒸发，令体内的血液循环减慢，出现脑部缺氧	患者大汗淋漓、头晕，甚至晕厥	出现头晕等不适病症，立即告知护士，及时停止熏蒸	注意熏蒸时温度不宜过高（39～42℃），熏蒸时间不宜过长（30min 左右），熏蒸前后及时补充温水

（六）不寐证（失眠症）的中药熏蒸治疗理论

不寐证是指经常不能获得正常睡眠，久而影响患者正常工作、生活、学习和健康的一种病症。相当于西医学慢性疲劳综合征、抑郁症等，属于亚健康状态。多与情志不畅、饮食不节、劳逸失调、久病体虚有关。主要病机为脏腑功能紊乱，气血失和，阴阳失调，阳不入阴。该疾病多有一定自限性（缓解压力、适当休息可缓解），然容易迁延不愈，导致病情加重。中医治疗以补虚泻实，调整脏腑阴阳为主。治以安神养心（酸枣仁 10g、柏子仁 10g、合欢皮 30g、夜交藤 30g、茯神 30g、远志 10g 为主方），肝气郁结者加玫瑰花、薄荷；肝火旺者加龙胆草、栀子；痰热重者加半夏、黄连、竹茹；脾虚者加白术、茯苓、木香；心肾不交者加黄连、肉桂。

中药熏蒸既能通过体表散热、舒张腠理达到行气活血的作用，也可以通过药物熏蒸作用直接通过腠理进入机体发挥作用，一举两得。

任务解析

本次任务要求为导入病例做出初步诊断，提出中药熏蒸治疗方案。分析如下。

（一）病例特点

1. **病因及诱因** 王先生，年轻男性，工作压力大，常待在空调房。

2. **主要症状特点** 面色萎黄虚浮、腹胀、疲倦，失眠，下肢脚踝处微肿。舌质淡胖，苔少白腻，脉滑。

该患者起病以痰湿阻滞为主，病久湿困脾土，致阳气不足、气血瘀滞、心阴耗伤，则阴阳失调而发病。患者有反复失眠，随后出现疲倦、腹胀、面色萎黄虚浮、下肢水肿，符合"不寐"（心脾两虚证）诊断。

（二）确定中药熏蒸方

方药：酸枣仁 10g，柏子仁 10g，合欢皮 30g，夜交藤 30g，茯神 30g，远志 10g，白术 10g，茯苓 20g，木香 10g。

疗程：患者入熏蒸舱中熏蒸 20～30min，每天 1 次，7d 为 1 个疗程。

任务实施及评分标准

对该案例患者的中药熏蒸操作流程见表 3-5。

表 3-5 中药熏蒸操作流程表

操作流程		内容要点	评分	注意事项
操作前	核对	患者基本信息、诊断、临床症状、既往史及熏蒸部位	6	
	评估	详细询问过敏史、是否妊娠体质或月经期及局部皮肤情况、进餐时间等，进行充分评估	6	
	沟通	交代作用、操作方法、熏蒸时间、局部感受，取得患者配合	6	态度和蔼
	环境准备	熏蒸室整洁，温度适宜	2	
	医生准备	着装整洁，洗净双手，戴好口罩、帽子	4	
	物品准备	一次性口罩、帽子，患者服、浴巾，垃圾分类桶等，中药 1 剂，煎煮后分离留取中药汤药及药渣包（布袋装好，袋口扎紧）。方药如下：酸枣仁 10g，柏子仁 10g，合欢皮 30g，夜交藤 30g，茯神 30g，远志 10g，白术 10g，茯苓 20g，木香 10g	4	通过辨证，选择合适的中药
	仪器准备	连接好电源，开机，打开阀门进入自动供水状态，确认排水阀为关闭状态	6	
操作中	预热	1. 把中药汤药和包好的药渣包放入不锈钢药槽内，盖扣紧 2. 打开操作面板电源开关，显示屏亮 3. 温度一般设置为 38～42℃（严禁设置 50℃及以上），时间为 20～30min 4. 通过蒸汽控制键调节蒸汽大小，一般预热到 30℃以上	6	清水混合汤药，药液量不能超过药槽的最高水位线

操作流程		内容要点	评分	注意事项
操作中	熏蒸	1. 指导患者清洁皮肤，换上棉质透气的熏蒸衣物，饮温开水 200～300ml 2. 打开舱门，协助患者取坐位，调节座椅到合适高度，关闭舱门 3. 告知患者注意事项，指导其勿随意调节时间及温度，严禁触碰控制面板的按键 4. 询问患者感受，有无头晕、心慌等不适，根据患者感受及反馈信息，对温度及治疗时间进行调节，必要时停止治疗 5. 治疗结束，协助患者擦干皮肤，观察皮肤有无烫伤、过敏等不适，换好衣物 6. 告知其熏蒸完毕后的注意事项，如有不适，及时处理 7. 治疗结束，不要立即打开不锈钢储药槽，待冷却后再开，避免蒸汽烫伤，打开排水阀，清理储药槽 8. 打开臭氧键和红蓝光键10min对熏蒸仪进行消毒，消毒过程中严禁舱内坐人 9. 关机，切断电源	18	1. 不定时询问患者感受，根据患者反馈随时调节温度 2. 注意保暖 3. 告知患者勿随意调节温度及熏蒸时间
操作后	告知	1. 嘱患者注意保暖，夏天避免空调直吹 2. 饮用300～500ml的温开水或者淡盐水 3. 静卧休息，2h后洗澡	12	
	整理	协助患者整理衣物，整理操作用物，洗手	6	
	记录	记录熏蒸时间、部位及患者反应、病情变化	6	
综合素质	态度和蔼，言语恰当，举止行为沉着冷静		6	
	操作过程熟练规范		6	
	密切关注患者情况，体现人文关怀		6	

任务拓展

关格的中药熏蒸治疗

关格是一种危重病症，临床以小便不通与呕吐并见为主要表现。多因水肿、淋证、癃闭等病证在反复感邪、饮食劳倦后久治不愈，或失治误治，迁延日久而引起。相当于西医学各种原因引起的急慢性肾衰竭。关格的诊断及中药熏蒸治疗见表3-6。

表3-6　关格的诊断及中药熏蒸治疗

任务名称	关格（脾肾阳虚证）熏蒸治疗	注意事项
病因病机	关格发病基础是久病肾虚。反复感邪、饮食劳倦，或情志内伤等是本病发作诱因。基本病机是脾肾衰惫，气化失司，湿浊毒邪内蕴。病位以肾为主，可累及五脏	
主症	小便量少，颜色清，排尿困难，甚至无尿；伴有脸色青滞，晦暗无光，肢体发凉，皮肤不温，神情疲惫，身体倦怠无力，腰部以下浮肿，腹胀，恶心呕吐，食欲不振，大便溏稀；舌淡体胖，舌边有齿印，苔白腻，脉沉细	

续表

任务名称	关格（脾肾阳虚证）熏蒸治疗	注意事项
辨证要点	面色苍白或晦滞，倦怠乏力，畏寒怕冷，四肢不温，尿清，舌淡体胖，舌边有齿印，苔白腻，脉沉细，为脾肾阳虚证	
治则治法	开膜泻毒，温阳利水	
组方	麻黄 10g，细辛 10g，桂枝 10g、连翘 10g、木瓜 10g，白芷 10g，川芎 10g，红花 10g，当归 10g，地肤子 10g，淫羊藿 10g，苏叶 15g、艾叶 15g，羌活 15g，防风 15g	
操作方法	应用中药熏蒸仪，将中药包（中药装入布袋，袋口扎紧）加清水 3 000～3 500ml，通电煎沸 20～30min，待蒸汽舱内温度达 37℃时，患者进入舱内，中药蒸汽熏蒸全身各处（除头外），每天 1 次，每次 20min。10d 为 1 个疗程，两次疗程间隔 3d。	1. 中药布袋密封，避免药渣堵塞蒸汽孔 2. 注意保暖，避免烫伤

（杨　林　陈阳阳）

任务三

中药足浴技术

任务目标

1. 掌握中药足浴的操作方法。
2. 能熟练处理中药足浴异常情况。
3. 能运用中药足浴技术为积聚、膝痹等患者缓解症状、延缓病情进展。

任务导入

吴某，男，62 岁。患者乏力、纳差不适 10 年，曾确诊为慢性乙肝。1 周来反复乏力，纳差，伴腹胀，症状加重，舌淡白，脉沉。请根据患者病情做出初步诊断，提出合理的中药足浴治疗方案。

相关理论知识

中药足浴是通过水的温热作用及借助药物蒸汽和中药药液熏洗的治疗作用，让药液离子通过黏膜吸收和皮肤渗透进入到人体血液循环，进而输布到人体的全身脏腑达到防病、治病的目的。

（一）中药足浴的重要性

人之有脚，譬如树之有根，树枯根先竭，人老脚先衰，诸病从寒起，寒从足下生。春天泡脚，升阳固脱；夏天泡脚，祛暑除湿；秋天泡脚，肺润肠蠕；冬天泡脚，温肾藏精。

足浴能刺激足部穴位，促进血液运行，调整脏腑经络，安神定志，起到强身健体祛病的效果。俗话说："天天吃只羊，不如中药泡脚再上床。"

足被称为人的"第二心脏"，它是人体一个蕴含宝藏的"器官"，足掌这个狭小的空间汇集了身体一半经络。足为三阴经（肝、脾、肾）之始，三阳经（胃、胆、膀胱）之终，足部有52块骨头、66个穴位与五脏六腑有密切联系。足部反射区保健疗法对人体健康有重要意义，已广泛应用于临床。

（二）中药足浴的作用

1. 促进血液循环。
2. 调节神经系统。
3. 促进新陈代谢。
4. 消除疲劳。
5. 改善睡眠。
6. 疏通经络气血。
7. 养生美容，养脑护脑。

（三）中药足浴的适应证

内科疾病：感冒、头晕、头痛、高血压、慢性支气管炎、腹泻等；外科疾病：丹毒、疮痈等；妇科疾病：痛经、闭经等；儿科疾病：遗尿；五官疾病：鼻炎、咽炎等；皮肤疾病：湿疹、足癣等；以及对失眠、冻疮、肥胖症、关节痛、风湿性关节炎、颈椎病、更年期综合征、畏寒肢冷、亚健康状态等有较好的辅助治疗效果。

（四）中药足浴的禁忌

1. 妊娠及月经期的妇女，因为中药足浴可能会刺激到妇女的性腺反射区，从而影响孕妇及胎儿的健康。
2. 患有各种严重出血疾病的患者，如吐血、咳血、尿血、便血、脑出血、胃出血、眼底出血等急性期禁用。
3. 各种危重患者，如肾衰竭、心力衰竭、心肌梗死、肝坏死等。
4. 一些急性传染病、急性中毒、外科急症等患者慎用。
5. 足部有炎症、外伤、皮肤烫伤，对温度感应迟钝者；皮肤局部病变，如癣、疮疡、脓肿、疱疹等。
6. 饱食、饥饿，以及过度疲劳时，饭前、饭后30min内，酒醉后均不宜泡脚。
7. 精神紧张，身体过度疲劳的人，正处于大怒、大悲、大喜之中时。
8. 血压过高、发热、安装心脏起搏器者禁用。
9. 各种感染性疾患如丹毒、脓肿、骨髓炎、蜂窝织炎等。
10. 严重骨质疏松者禁止使用足浴疗法。

11. 患骨关节结核、肿瘤者不宜采用足浴疗法。

12. 严重肝病患者及精神病患者。

13. 骨折、脱位要用相应的复位手法进行复位并加以固定，未处理之前不宜采用足浴疗法。

14. 关节韧带的撕裂伤、断裂伤，不能用足浴疗法，应手术治疗。

15. 各关节部位创伤性骨膜炎急性期禁止使用足浴疗法。

16. 淋巴结肿大、烧伤的局部等。

（五）中药足浴注意事项

1. 进行中药足浴时注意温度适中。温度过高，特别是糖尿病患者，因其末梢神经感觉减退，不能正常感知外界温度，容易发生烫伤；最好能测量水温，按足部适应逐步变热，防止烫伤皮肤。

2. 足浴时间不宜过长，中药足浴时间以 30~40min 为宜，只有保持一定的温度和确保规定的足浴时间，才能保证药物效力的最大限度发挥。

3. 饭前饭后 30min 内不宜足浴，以免影响消化。

4. 特殊人群泡脚时间长易致晕厥，特别是老年人足浴时间过长容易引发心慌、大量出汗等症状。

5. 足部有外伤、水疱、疥疮、发炎、化脓、溃疡、水肿及较重的静脉曲张的患者不宜足浴。

6. 中药足浴时，有些药物外用可起疱，或局部皮肤发红、瘙痒。

7. 如果出现过敏，及时停药。

8. 中药足浴所用外治药物，剂量较大，有些药物尚有毒性，故一般不宜入口。

9. 足浴过程中出现心慌、头晕等不适症状，应立即停止足浴，及时处理。

10. 在进行中药足浴时，由于足部及下肢血管扩张，血容量增加，可引起头部急性缺血，出现头晕、目眩、低血压等。

11. 有出血等症状者，不宜足浴。有心脏病及身体虚弱者，足部按摩时间不宜过长，一般不超过 10min。

12. 足浴后注意保暖。

13. 中药足浴需要坚持一段时间，才能看到明显的效果。

14. 不宜交叉使用足浴盆，以免脚部受到感染，可使用一次性足浴袋。

（六）中药足浴异常情况的处理与预防

中药足浴中若出现过敏、烫伤等情况，必须立刻进行有效的处理，见表3-7。

表 3-7 中药足浴异常情况的处理与预防

异常情况	原因	症状	处理	预防
过敏反应	足浴使用的中药内含有使皮肤过敏的成分	局部皮肤出现红肿、发痒、脱皮及过敏性皮炎等异常现象。患者出现呼吸困难、头痛、头晕等病症；四肢发冷、血压下降、脉象沉细或神志昏迷、扑倒在地、唇甲青紫、二便失禁、脉微细欲绝	使用前先询问过敏史，过敏体质慎用。加强巡视并注意患者反馈，过敏病症一旦出现应立即脱离过敏原，进行抗过敏治疗	对于初次接受足浴治疗的患者，详细询问过敏史、既往史，认真查体，做好沟通，减少顾虑；选择舒适体位，环境温度适宜，严格掌握适应证和禁忌证，定时巡视和观察，询问患者的感受，一旦发现异常症状，及时处理
烫伤	中药足浴的温度过高，时间过长	烫伤若损伤皮肤表层，局部轻度红肿、无水疱，疼痛明显；烫伤若损伤真皮层，则局部红肿疼痛，有大小不等的水疱	注意药液的温度，一般40℃左右。治疗过程中，经常查看患者皮肤情况，询问患者有无不适感。治疗结束后，观察并清洁患者皮肤。患者如感觉局部温度过高，应立即停止治疗。如出现红肿、水疱等情况，应对症处理	对于初次接受足浴治疗和精神紧张者，详细询问既往史，耐热程度，认真查体，观察足部有无破损、炎症、感染等情况，并做好思想工作，消除顾虑；正确选择舒适持久的体位，温度适宜，最好能让水温按足部适应情况逐步变热，严格掌握适应证和禁忌证，随时注意巡视和观察，询问患者的感觉，一旦出现症状，可及早采取处理措施

（七）积聚中药足浴理论

积聚是一组以腹内结块，或痛或胀为主要症状的病证。相当于西医肝硬化腹水、原发性肝癌、肝大、脾大等。本病多与情志失调、饮食所伤、感受寒邪、病后所致等有关。病机为饮食所伤，或情志不舒，或感受外邪，或病久脏腑亏虚，导致气机不畅、阻滞不通、瘀血内结而发病。治则治法为行气散结，兼夹虚证，注意及时平补肝脾肾。选方用药可选择补益肝肾、疏肝理气药物治疗。足部为全身脏腑的缩影，选用中药足浴既可以补充脏腑正气不足，亦可以调畅气机，达到内病外治，上病下治的目的。

任务解析

本次任务要求为导入病例做出初步诊断，提出中药足浴治疗方案。分析如下。

（一）病例特点

1. **病因及诱因** 老年男性患者，有慢性乙型病毒性肝炎病史。病程 10 年。

2. **主要症状特点** 乏力，纳差，伴腹胀，症状加重，舌淡白，脉沉。

患者病久未愈，以腹胀，伴乏力、纳差为主要症状，可诊断为积聚（脾肾阳虚证）。

（二）确定中药足浴处方

方药：桂枝 20g，川芎 20g，白芍 30g，细辛 15g，通草 25g，泽兰 20g，吴茱萸 20g，车前草 25g。

方法：根据子午流注理论，选择巳时（9~11 时，对应足太阴脾经）或酉时（17~19 时，对应足少阴肾经）为患者行中药足浴，达到事半功倍的效果。

疗程：每天 1 次，连续 7d 为 1 个疗程，一般治疗 1~2 个疗程。

任务实施及评分标准

对该案例患者的中药足浴操作流程见表 3-8。

表 3-8　中药足浴操作流程表

操作流程		内容要点	评分	注意事项
操作前	核对	患者基本信息、诊断、临床症状及泡洗部位	4	
	评估	对既往史（特别是过敏史）进行详细评估，评估温度的耐受程度、泡洗部位的皮肤情况、心理状态及合作程度	5	
	沟通	告知中药足浴的作用、简单的操作方法，取得患者配合，嘱患者排空二便	4	态度和蔼
	环境准备	环境整洁，温湿度适宜，必要时用屏风遮挡	3	
	医生准备	着装整洁，洗净双手，戴好口罩、帽子	6	
	物品准备	治疗盘，一次性口罩、帽子、毛巾、手套，药液及泡洗装置，一次性药浴袋，水温计，水壶，按摩油，检查棒，纸巾，手消毒剂，垃圾分类桶等，必要时可备毛毯	8	通过辨证，选择合适的中药
操作中	摆放体位	患者取坐位，充分暴露足部	4	根据病情选择体位，以患者舒适，医者便于操作为宜；必要时遮挡
	消毒	医生常规进行手消毒，戴手套	6	
	泡脚	1. 监测水温，水温控制在 40~45℃，最好能让水温逐步变热，让足部慢慢适应，深度没过脚踝，泡洗时间 30min 左右 2. 协助患者清洁并擦干皮肤	6	水温不宜过高，避免烫伤；也不宜过低，避免受凉；注意保暖
	按摩	1. 根据辨证施治选足底反射区，或测定病理反射区反射疼点（用检查棒点按有疼痛感），涂抹按摩油 2. 推法　足底上半部"人字形"下约 1cm 处，为肾反射区。将双手大拇指并拢，用力摁住该位置，往上推 36 次，至足底发热为止 3. 压揉法　足底后跟内圆上方中间位置，为失眠反射区。双手大拇指按住该位置，用力压 36 次，压到有酸痛感为宜；再揉 3~5min，至发热为宜 4. 刮法　用双手示指关节用力刮脚踝骨以下内外两侧 36 次，至有酸痛感为宜 5. 取手套，洗手	20	推法对肾虚、中气不足者有益；压揉法对头晕眼花、严重失眠者有益；刮法对前列腺等疾病有益。操作中观察患者病情变化及局部皮肤情况，随时询问患者有无不适，及时检查药液的温度，根据患者情况及时调节

续表

操作流程		内容要点	评分	注意事项
操作中	补水	适当饮用温开水 300～500ml，以补充体液及增加血容量，以利于代谢废物的排出	4	水温适宜
操作后	告知	足浴后不要剧烈运动，注意足部保暖，适当补充水分	6	
	整理	协助患者整理衣物，整理操作用物，洗手	6	
	记录	记录足浴时间及患者反应、病情变化	6	
综合素质	态度和蔼，言语恰当，举止行为沉着冷静		4	
	操作过程熟练规范		4	
	密切关注患者情况，体现人文关怀		4	

任务拓展

膝痹（气滞血瘀证）的足浴治疗

膝痹是以膝部长期固定疼痛，活动时关节内有响声等为主要表现的肢体痹病类疾病。好发于老年人，多有膝关节创伤、下肢先天畸形等病史。相当于西医学的膝关节骨性关节炎。膝痹的诊断及中药足浴治疗见表 3-9。

表 3-9　膝痹的诊断及中药足浴治疗

任务名称	膝痹（气滞血瘀证）的足浴治疗	注意事项
病因病机	本病多因年高体弱，肝肾不足；或因膝部活动过多、负重损伤等，致膝部经气不利，气血运行不畅，骨节失却精血充养，肾亏骨弱，不耐负重而发。病位在膝部	
主症	起病隐袭，发病缓慢，常见中老年人。初起膝关节隐隐作痛，屈伸不利，轻微活动稍缓解，反复缠绵不愈；病久膝关节疼痛如刺，休息后痛反甚。膝部可轻度肿胀，活动时关节常有咔嚓声和摩擦声	
辨证要点	膝关节疼痛如刺，休息后痛反甚，舌质紫暗，或有瘀斑，脉沉涩，为气滞血瘀之证	
治则治法	活血化瘀，祛风除湿，疏经通络	
组方	鸡血藤20g、伸筋草20g、络石藤20g、川芎15g、木瓜15g、川椒15g、路路通15g、海桐皮15g、秦艽15g	
操作方法	将中药水煎去渣取液 1 000ml 左右，再加清水 2 000ml 左右，倒入深度为 60～80cm 的药浴袋内，双小腿伸入袋内后，一起放入装满 40℃左右温水的泡洗桶内，袋内药液浸润至足三里附近。每次泡洗30min 左右，1～2 次/d，每次间隔 3～7h，1 份药液可用 3d，18d为 1 个疗程	注意每次泡洗加入少量低度白酒（10ml）及香醋（50ml）

（夏红梅　周双双）

中药外敷技术

任务目标

1. 掌握中药外敷疗法适应证、禁忌证及操作方法。
2. 熟悉中药外敷疗法注意事项及外敷药物的配制方法。
3. 能运用中药外敷疗法为患者进行治疗。

任务导入

李某，男，42岁。足趾、踝关节剧痛2d，有饮啤酒史，平时喜欢肥甘厚味。症见：双足趾、踝关节局部红肿热痛拒按，如针刺样疼痛，行走困难，不畏风，纳可，口渴，小便浑浊，大便偏干。舌质红，苔黄腻，脉滑数。请根据患者病情做出初步诊断，提出合理的中药外敷治疗方案。

相关理论知识

中药外敷疗法是将新鲜中草药切碎、捣烂，或将中药末加赋形剂调匀成糊状，敷于患处或穴位上，通过药物的经皮吸收或对体表部位及穴位的刺激以达到舒筋活络、活血化瘀、消肿止痛、清热解毒、拔毒等功效的一种中医治疗方法。

（一）中药外敷疗法类型及方法

常见外敷类型及方法见表3-10。

表3-10 常见外敷类型及方法

类型	贴敷方法	示范
散剂	将不同药物研磨成粉，使用时可掺布于膏药或油膏上，也可直接掺布于病变部位，或黏附在纸捻上插入创口内，也称掺药，现称粉剂	见图3-6
软膏	将药物与凡士林、液蜡、硅油等油脂性或聚乙二醇水溶性基质调制成膏状的制剂，也称药膏	见图3-7
硬膏	以植物油浸泡按方选取的药物1~2d，反复煎熬，去渣存油，药油再加热煎熬至滴水成珠，添加黄丹再煎至凝结成块（黄丹在高热下发生物理变化而凝结）的制剂，亦称薄贴，俗称药肉，现也称膏药	见图3-8
箍围药	将散剂（药粉）和赋形剂（如酒、醋、姜汁、蜜汁、鸡蛋清等液体）调制成糊剂，可使药物缓慢释放，延长药效，缓和药物的毒性，古称敷贴	见图3-9
丸剂	将单味药或配方药物研磨成细粉，或药物的提取成分，以蜜、水、面糊等赋形剂调制成的球形或类球形固体制剂	见图3-10
饼剂	将药物细末和适量的面糊等赋形剂调匀压制成饼状，笼蒸30min左右即可，温度稍凉后直接贴敷病变局部或穴位，具有黏腻性药物可直接捣融成饼	见图3-11

续表

类型	贴敷方法	示范
锭剂	将药物粉末与适量面糊、蜂蜜等制成，形状多样，晾干储藏，用时磨粉，以水、酒或醋调匀，涂敷于穴位或病变局部	见图3-12
药浸湿敷法	用纱布蘸药汤敷患处来治疗疾病	见图3-13
熨敷疗法	将药物或其他物体炒热热熨或冷敷患处，借助药性及温度等物理作用，使气血流通，达到治疗目的的一种方法，也是藏药特色疗法，可分为热熨法和冷敷法两种方法，热熨时注意避免烫伤	见图3-14

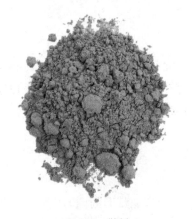

图 3-6　散剂

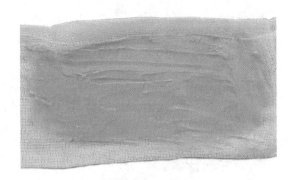

图 3-7　软膏

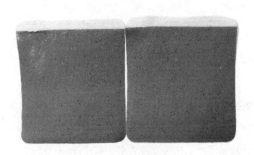

图 3-8　硬膏

图 3-9　箍围药

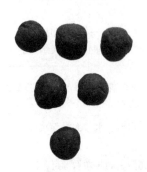

图 3-10　丸剂

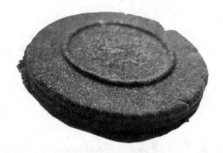

图 3-11　饼剂

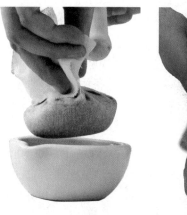 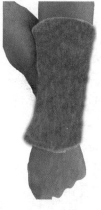 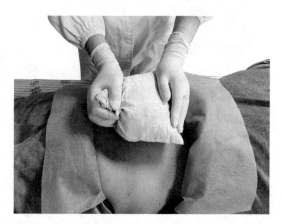

图 3-12 锭剂　　　　图 3-13 药浸湿敷　　　　图 3-14 熨敷

（二）常见病的中药外敷治疗

1. 内科疾病

（1）癌性疼痛

1）方药：薄荷脑 5g，延胡索 15g，丹参 10g，制马钱子 10g，青风藤 10g，桃仁 5g，冰片 20g，红花 10g。

2）方法：上药打磨成粉，用醋调整膏状，在疼痛位置均匀涂抹，并用无菌敷料覆盖。每次敷药 6h，1 次 /d。疗程：4 周。

（2）癌性腹水

1）方药：大黄 10g，甘遂 6g，黄芪 50g，附子 15g，桂枝 15g，细辛 10g，椒目 10g，牵牛子 15g，龙葵 15g。

2）方法：水煎去渣 2 次，浓缩后酌加赋形剂，装入 200ml 瓶内封口，消毒灭菌。

3）使用方法：洗净患者腹壁，将上膏状药物涂于腹壁皮肤 1～2mm 厚，覆盖薄塑料纸或纱布，使药液保持潮湿状态，涂药范围为上至剑突下，下至脐下 10cm，两侧至腋中线，对肝内有巨大肿块有可能发生破裂者，涂药时应避开相应部位皮肤。每天更换 1 次。疗程：15d。

（3）肝硬化腹水

1）方药：大黄 100g，三棱 100g，冰片 50g。

2）方法：上药烘干，打磨成粉，白醋调匀，先将脐部及周围腹部温水洗净，然后取上药置于脐腹部，外盖纱布，再以腹带固定。每天换药 1 次。疗程：4 周。

（4）功能性消化不良

1）方药：川牛膝、白芥子、菟丝子、淡附子、蛇床子、三棱、莪术、王不留行、吴茱萸、肉桂、乳香、没药、木香、蔻仁、檀香各 30g。

2）方法：上药打磨成粉，以饴糖为基质，调制成膏摊置于备好的敷料胶布上，呈直径约 2cm、厚约 1.5cm 的药饼，选取病患中脘穴，覆盖其上并固定。配合热盐包微波加热到 70℃，烫熨于胃脘部，3 次 / 周，30min/ 次，4 周为 1 个疗程。疗程：8 周。

（5）慢性前列腺炎

1）方药：黄柏 15g，土茯苓 30g，桃仁 20g，王不留行 15g，红花 10g。

2）方法：上药打磨成粉，混匀后，加入温热的凡士林调匀后冷却备用，中药外敷至第 3 脊椎及第 2 骶后孔处，选取肾俞穴、命门穴、次髎穴、膀胱俞穴。1 次 /d。疗程：4 周。

（6）慢性肾衰竭

1）方药：生附子 20g，沉香 10g，冰片 10g，生大黄 30g，生川芎 30g，生甘遂 30g。

2）方法：上药打磨成粉，加入适量醋进行搅拌，装入纱布袋中。选取患者肾俞（双侧）、神阙穴，给予外敷，每次 2 个穴位，交替使用，1 次 /d，2h/ 次。并在纱布袋外进行加温，控制好温度，以患者耐受为宜。疗程：15d。

（7）便秘

1）方药：大黄、芒硝、枳实、厚朴各 3g，皂荚、商陆、牵牛子各 2g。

2）方法：上药打磨成粉，生姜适量共捣成膏状。脐部常规消毒后，取适量药物用单层无菌纱布包裹，外敷脐中，覆盖双层纱布，用防过敏医用胶布固定。每次敷脐 16h，间隔 4h 后再进行下一次敷脐。疗程：10 次。

（8）慢性胃炎

1）方药：丁香 50g，香附 150g，白芷 200g，炒莱菔子 300g，延胡索 200g，蒲黄 150g，五味子 150g，葛根 300g，桂枝 150g。

2）方法：上药打磨成粉，用凡士林调成膏，摊于 15cm×20cm 的纱布上，外敷于胃脘部，1 次 /d，保留时间 6h 以上。在中药外敷的同时，把加热后的医用蜡以 15cm×20cm 的封口袋装好放平整，温度在 50℃左右，覆于"膏药"上，保留时间 30min。疗程：7d。

（9）尿潴留

1）方药：食盐 500g，生葱（细葱）250g。

2）方法：将生葱切碎，和盐混合在锅内炒热，取出后用布包裹，待温度不烫皮肤时，即敷脐周围及小腹，冷则易之，更替热敷数次。2～3h 后患者即有小便排出，但不顺畅。连续外敷 2～3d 后即可自行排出小便。

（10）蛇伤

1）方药：姜黄 20g，七叶一枝花 15g，侧柏叶 15g，黄柏 15g，大黄 50g。

2）方法：上药打磨成粉，用麻油调制成膏药，外涂患处。疗程视病情而定。

（11）糖尿病足

1）方药：血竭 90g，乳香 90g，没药 90g，煅石膏 90g，煅石决明 750g，冰片 30g，麝香 9g。

2）方法：上药打磨成粉，每次取适量调成糊状，敷于创面。1 次 /d，疗程视病情而定。

（12）痛风性关节炎

1）方药：大黄 10g，栀子 20g，姜黄 40g，蒲公英 40g，木瓜 60g，黄柏 40g，延胡索 20g。

2）方法：上药物按 1∶2∶4∶4∶6∶4∶2 比例打磨成粉。过筛 200 目，以适量蜂蜜调和，外敷于患处，纱布覆盖，每天更换 1 次。疗程：7d。

（13）痔疮

1）方药：金银花 45g，连翘 45g，黄柏 45g，大黄 45g，苦参 90g，蒲公英 90g，枯矾 5g，冰片 10g，地肤子 10g。

2）方法：上方加水 4 000ml 煎煮，煎液浓缩为 500ml，浸湿纱布外敷患处。30min/次，2 次 /d。5d 为 1 个疗程，每次 1~2 个疗程。

2. 外科疾病

（1）冻疮

1）方药：当归、紫草各 35g，白芷、肉桂、血竭各 15g，轻粉 10g，冰片 5g，黄蜡 60g。

2）方法：将当归、紫草、白芷、肉桂浸入 500ml 麻油 3d，置砂锅中慢火熬微干，过滤去渣再煎。先入血竭待化尽，再次入黄蜡微火化开，离火候片刻稍冷，把研细的轻粉及冰片末放入，搅拌成膏，密储备用。清洁创面，常规消毒，先用八宝生肌散 5~10g，洒敷疮面，不宜过多，再用冻疮膏外涂，厚 2~3mm，周围稍高于疮面，敷料包扎固定，隔天换药 1 次。疗程：7d。

（2）骨折后肢体局部肿胀

1）方药：自然铜、官桂、没药、乳香、桂枝各 20g，大黄 10g，芒硝 3g。

2）方法：凉水浸泡 30~45min，第 1 遍煮沸 30min，第 2 遍煮沸 20min，2 遍共取液 800ml，倾倒入清洁容器内，用无菌纱布浸透药液，局部湿热敷。温度以 32~34℃为宜，每次 20~30min，每天 4~6 次，1 剂 /d。疗程：14d。

（3）骨折后促进愈合

1）方药：川芎 10g，大黄 6g，红花 9g，独活、赤芍、薏苡仁、木通、木瓜、羌活、威灵仙各 12g。

2）方法：将上述中药碾为粗末，以布包水煎后对患者的病变部位进行外敷，早晚各 1 次，15min/ 次，共外敷 4 周。

（4）肌内注射后硬结

1）方药：重楼 35g，山慈菇 35g，皂角刺 35g。

2）方法：上药打磨成粉，每次取适量（根据硬结大小），用温水调成糊状。治疗前先用热毛巾擦洗硬结及周围皮肤，并热敷 2~3min，然后将药糊均匀平摊于大小合适的纱布上敷于患处，用纱布或绷带固定。每天更换 1 次，7d 为 1 个疗程，治疗 1~2 个疗程。

（5）关节扭伤

1）方药：大黄 150g，全当归 120g，姜黄 120g，川牛膝 60g，丹皮 120g，苏木 100g，细辛 60g，生川乌 60g，皂角刺 60g，桂枝 60g，透骨草 60g，苦丁香 100g，延胡索 60g，乳香 60g，没药 60g，赤芍 60g，蒲公英 100g，冰片 20g。

2）方法：上药打磨成粉，加香油或其他油脂调和成膏状，装瓷桶中备用。使用时按损伤部位大小取药膏适量敷于患处。外用纱布固定。每天换药 1 次，3d 为 1 个疗程。

（6）肩周炎

1）方药：乳香 15g，没药 15g，海风藤 20g，郁金 15g，艾叶 10g，川芎 10g，川乌 20g，草乌 20g。

2）方法：取上方 1 剂，装入布袋内，扎口煎汤，熏洗并外敷于患处，1～2 次 /d，30min/ 次，每 2 天换药 1 次，连续治疗 4 周。

（7）颈椎病

1）方药：生牡蛎 30g，珍珠母 30g，葛根 20g，全蝎 12g，天麻 12g，钩藤 12g，丹参 9g，川芎 9g，桑寄生 12g。

2）方法：水煎 200～300ml，外敷患侧部位，以腰腿部痛点为中心。1 次 /d，每次 5～10min。疗程：1 个月。

（8）慢性腰肌劳损

1）方药：大黄 50g，桂枝 50g，荆芥 50g，羌活 50g，防风 50g，伸筋草 50g，透骨草 50g，乳香 50g，没药 50g，延胡索 50g。

2）方法：上药打磨成粉，混匀装入 2 个布袋中，缝口，用陈醋把药袋浸透，放入锅中蒸 15min。嘱患者俯卧，将蒸热的药袋敷于腰骶部，不时翻动，切勿烫伤皮肤。2 个药袋交替使用，1 次 /d，每次 30～40min。10d 为 1 个疗程，每次 2～3 个疗程。

（9）输液静脉炎

1）方药：桃仁 20g，乳香 20g，没药 20g，蒲公英 20g，紫花地丁 15g，野菊花 20g。

2）方法：将上述药物用水煎后，待凉后用无菌纱布蘸取此药敷在患处，5 次 /d，每次 15～20min，2～3d 为 1 个疗程。

（10）腕管综合征

1）方药：桃仁 20g，红花 15g，当归 15g，赤芍 15g，生地黄 15g，川芎 15g，伸筋草 40g，艾叶 30g，桂枝 15g，鸡血藤 30g，三棱 12g，莪术 12g。

2）方法：上药水煎 500ml 后用毛巾蘸中药后敷于腕部，冷却后用将热中药渣敷于腕部，1 次 /d，10 次为 1 个疗程，每疗程间隔 2d。

（11）腰椎间盘突出症

1）方药：生川乌 15g，生草乌 15g，当归 20g，红花 10g，土鳖虫 20g，地龙 20g，蜀椒 15g，羌活 10g，延胡索 15g，防风 10g，大黄 15g。

2）方法：上药打磨成粉，取适量细末白酒调试，用无纺布包裹蒸热外敷腰椎病变部位每次 50min，2 次 /d。12 次为 1 个疗程。

3．**妇科疾病**

（1）盆腔炎

1）方药：没药 15g，大黄 15g，丹皮 10g，黄柏 15g，路路通 20g。

2）方法：上药打磨成粉，用蜂蜜调和成膏状，敷于脐腹下。每 3d 换药 1 次。疗程：4 周。

（2）乳腺炎

1）方药：甘草 5g，当归 10g，蒲公英 10g，白芷 10g，皂角刺 10g，白芍 15g，黄芪 15g，党参 30g，茯苓 30g，白术 30g。

2）方法：将药渣热敷于患处，1 次 /d，每次敷 30min。疗程：2 周。

（3）痛经

1）方药：花椒 200g，硼砂 200g。

2）方法：上药炒热后装入布袋，行经期热敷小腹 30min，每天早晚各 1 次，1 个月经周期为 1 个疗程，1 个疗程后进行临床疗效观察。

4．五官科疾病

（1）口腔溃疡

1）方药：吴茱萸 6g，干姜 6g，附子 10g，肉桂 6g，蝉蜕 10g。

2）方法：上药打磨成粉，用少量黄酒拌后外敷涌泉、足三里、气海、关元穴，1 次 /d，每周 4 次，2 个月为 1 个疗程。

（2）腮腺炎

1）方药：去刺仙人掌 10g，白矾 10g，冰片 10g。

2）方法：上药捣碎调匀后涂于腮腺或颌下腺、舌下腺肿大部位，外敷干净纱布，以胶布固定，每天更换 1 次，3~5 次观察疗效。

（3）面瘫

1）方药：制马钱子 15g，细辛 12g，僵蚕 15g，制白附子 12g，荆芥 10g，防风 10g，当归 20g，赤芍 15g，乳香 15g，红花 10g，白芷 15g，川芎 15g，白芥子 15g，冰片 15g。

2）方法：上药打磨成粉，备用，取药粉 10g 醋调做成两个五角硬币大小的饼状，分别贴于患侧翳风、下关，用胶布固定。每次贴敷 8h，7d 为 1 个疗程，休息 3~4d 再进行第 2 个疗程，3 个疗程后观察疗效。

5．儿科疾病

（1）鞘膜积液

1）方药：五倍子、白矾各 10g。

2）方法：上药加水 300ml，煎 30min 后凉至微温，用纱布蘸药液湿敷患处，或将阴囊放入药液中浸泡，2~3 次 /d，每次 20~30min，疗程：4 周。

（2）小儿盗汗

1）方药：五倍子 15g，煅龙骨 20g，煅牡蛎 20g。

2）方法：上药打磨成粉，取 3g，醋调，敷神阙穴，晚敷晨取。疗程：4 周。

（3）小儿肺炎

1）方药：大黄 15g，芒硝 20g，红花 10g，白芥子 6g。

2）方法：将上药打磨成粉，与蒜泥按 5∶4 比例混合，温水调成糊状。根据敷药面积取合适的纱布，将调配好的中药均匀平摊在纱布中间，制成敷料，分别置于肺俞穴、中府穴、阿是穴。根据患儿不同年龄选择贴敷时间：1~3 岁患儿每次 10min，4~7 岁患儿每次 15min，8 岁以上患儿每次 20min。每天 1 次，以皮肤潮红为度。敷药后，局部温水擦洗，保持皮肤清洁干燥。疗程：1 周。

（4）小儿哮喘

1）方药：白芥子 600g，延胡索 610g，细辛 300g，甘遂 300g，肉桂 150g，丁香 50g，生姜汁 1 000g。

2）方法：上药打磨成粉，与汁液调成膏状，取患儿肺俞穴，取上述药膏 20g，制成两块直径 2cm、厚 0.5cm 的小圆饼，以纱布作垫，敷于双侧肺俞穴，3h 后取下，隔 3d 复贴 1 次。3 次为 1 个疗程。

（5）小儿脱肛

1）方药：酸石榴皮 20g，乌梅炭 20g，枯矾 20g，五倍子 20g。

2）方法：上药打磨成粉，过筛 120 目，贮瓶备用。待患儿大便后，用温水洗净脱出物，将药末敷于脱出物黏膜上，并使脱出物缓慢复位，动作要轻。15d 为 1 个疗程。

（6）小儿厌食

1）方药：神曲、炒麦芽、焦山楂各 10g，炒莱菔子 6g，鸡内金 5g。

2）方法：上药打磨成粉。加淀粉适量，用白开水调成稠糊状，临睡前敷于脐上，再用绷带固定，第二天早晨取下，每天 1 剂，敷 1 次，5 天为 1 个疗程。

（三）中药外敷禁忌

1. 皮肤破损处（清洁创面慎用；污染创面需先行清创处理，再用生理盐水清洗后，方可酌情选择外敷中药治疗）。

2. 对所选药物过敏。

3. 无法配合，容易误食。

4. 超敏体质患者。

（四）风湿热痹的中医外敷治疗理论

风湿热痹是以关节局部红肿疼痛为临床特征的一类疾病，属于中医"痹病"范畴。相当于西医的痛风性关节炎、类风湿关节炎及骨关节病急性发作等疾病。表现为关节酸痛，局部红肿热痛等。本病发生多因感受火热之邪，或风寒湿邪郁久化热，或脏腑功能失调，感受外邪侵袭，邪气入里化热，流注经络关节；或风寒湿邪日久缠绵不愈，邪留经脉，郁久化热，气血痹阻而致。治疗以祛风除湿止痛为主。可选用祛风除湿、清热通络药物，借助饴糖或蜂蜜胶着作用，贴敷关节疼痛部位，可收到直达病所的作用。

现代医学研究也表明，药物可从皮肤吸收而发挥治疗作用。人体皮肤在加热情况下血液循环旺盛，汗腺及毛孔均处于开放状态，在穴位处进行药物贴敷后，由于药物本身刺激的作用，穴位局部血管扩张，药物透过表皮细胞间隙并经皮肤本身的吸收作用，使之进入人体血液循环而发挥药理效应。

任务解析

本次任务要求为导入病例做出初步诊断，提出中药外敷治疗方案。分析如下。

（一）病例特点

1. **病因及诱因**　中年男性患者，平素嗜食肥甘厚腻之品。此次起病前有饮啤酒。

2. **主要症状特点**　小关节局部红肿热痛拒按，如针刺样疼痛，行走困难，口渴，小便浑浊，大便偏干。舌质红苔黄腻，脉滑数。

患者有关节红肿热痛伴行走困难，局部拒按，如针刺样疼痛等典型症状，可诊断为痹病（风湿热痹证）。

（二）确定中药外敷处方

方药：大黄 10g，栀子 20g，姜黄 40g，蒲公英 40g，木瓜 60g，黄柏 40g，延胡索 20g。

方法：上药物按 1∶2∶4∶4∶6∶4∶2 比例共研为末（过筛 200 目），以适量蜂蜜调和，外敷于患处，纱布覆盖，每天更换 1 次。7d 为 1 个疗程（具体根据症状缓解程度）。

任务实施及评分标准

对该案例患者的中药外敷技术操作流程见表 3-11。

表 3-11　中药外敷技术操作流程表

操作流程		内容要点	评分	注意事项
操作前	核对	患者基本信息、诊断，临床症状、既往病史及操作方法	4	
	评估	1. 详细询问药物及敷料过敏史 2. 了解患者心理状态及合作程度 3. 评估敷药部位皮肤情况	8	
	沟通	交代中药外敷治疗的必要性、操作流程及注意事项等，取得患者理解	6	态度和蔼
	环境准备	环境整洁，温湿度适宜，必要时用屏风遮挡	4	
	医生准备	着装整洁，洗净双手，戴好口罩、帽子	4	
	物品准备	治疗盘，治疗一次性口罩、帽子，生理盐水，棉球/棉签，剪刀，油膏刀，无菌棉垫或纱布，棉纸，胶布或绷带，治疗碗，药物（散剂），调和剂（蜂蜜），手消毒剂，垃圾分类桶等	4	根据患者的疼痛部位、数量，选取合适的棉垫或纱布以及数量；根据患者过敏史选择固定胶布或绷带，以及药物调和剂
操作中	摆放体位	患者取坐位，充分暴露足部施敷部位	4	根据病情选择体位，以患者舒适，医者便于操作为宜

操作流程		内容要点	评分	注意事项
操作中	确定部位和敷料大小	根据踝、足趾关节疼痛及红肿范围，确定敷料大小及贴数	4	尽可能覆盖整个疼痛点及红肿部位
	消毒	医生常规进行手消毒，患处局部生理盐水清洗或消毒	4	
	敷料准备	取适量粉状药粉，用适量蜂蜜调和成膏状后，再用油膏刀涂抹在敷料上	8	不可完全涂满整个敷料，外周需预留1~2cm作为密封使用
	贴敷患处	将调制好的敷料平铺在红肿疼痛关节上，用胶布或绷带固定，以不往下脱出为宜	12	1. 小关节处用胶布固定，尽可能固定在敷料四周；大关节处用绷带固定 2. 敷药后轻度发热或清凉感，属于正常现象 3. 过敏处理：局部瘙痒，伴患肢出现红疹，甚至出现呼吸困难，考虑过敏，需立即停止外敷，局部用生理盐水清洗，观察局部及全身反应，30min后症状缓解，无须处理；症状未缓解需行抗过敏治疗，直至完全恢复 4. 外敷后出现水疱的处理：（1）小水疱（直径＜1cm）一般不必处理，自然吸收即可；（2）大水疱（直径＞1cm）应先消毒针挑破底部，排尽液体后消毒保持干燥；（3）破溃水疱先消毒处理，无菌纱布包扎保持干燥，如局部有渗出需联合具有抗感染疗效软膏外涂后再包扎
	更换	1. 贴敷时间为6~8h/次，每天更换1次 2. 如敷料完全干燥可随时取下（已失效）；取下敷料后，局部热毛巾清洗	8	
操作后	告知	嘱患者避免受风，避免劳累，急性发作期嘱制动，少活动	6	
	整理	协助患者整理衣物，整理操作用物，洗手	6	
	记录	记录外敷时间、部位及患者反应、病情变化	6	
综合素质		态度和蔼，言语恰当，举止行为沉着冷静	4	
		操作过程熟练规范	4	
		密切关注患者情况，体现人文关怀	4	

（张继波 余 路）

任务五
穴位贴敷技术

任务目标

1. 掌握穴位贴敷技术操作方法。
2. 能熟练处理贴敷异常情况。
3. 能运用穴位贴敷技术对常见病进行治疗。

任务导入

张某，男，60岁，农民，患者有吸烟史、慢性支气管炎病史，反复咳嗽、咳痰10年。一天前患者受凉受寒后咳嗽、咳痰加重，肺部 CT 片提示：考虑慢性支气管炎。查体：舌淡，苔白，脉浮紧，双肺呼吸音稍粗，双肺可闻及散在湿啰音，请根据患者病情做出初步诊断，提出合理的穴位贴敷方案。

相关理论知识

穴位贴敷技术，是以中医经络学说为理论依据，将药物敷贴到人体特定穴位，通过刺激穴位，激发经气，从而发挥调五脏、行气血、和阴阳的作用，达到治疗疾病目的的一种中医外治方法，穴位贴敷见图 3-15。

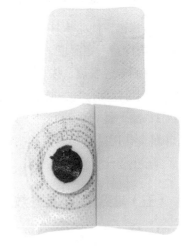

图 3-15 贴敷

（一）穴位贴敷作用机制

1. **刺激与调节作用** 穴位贴敷法直接作用于体表腧穴或病变部位，通过经络传导，调整脏腑阴阳的偏盛偏衰。

2. **药物经皮吸收后的药效作用。**

（二）穴位贴敷药物经皮吸收途径

1. **透皮吸收** 药物通过皮肤动脉通道、角质层的转运（包含细胞内扩散、细胞间质扩散）和表皮深层、真皮转运而被皮肤乳头层中的毛细血管网吸收，从而进入血液循环。

2. **水合作用** 角质层的含水量为环境相对湿度的函数。中药外贴可以在局部形成一种汗水难以蒸发扩散的密闭状态，使角质层水量由 5%~15% 增至 50%。角质层经水合作用后，可膨胀成多孔状态，易于药物穿透，实践证明，药物透皮速率可因此增加 4~5 倍，同时能使皮肤温度从 32℃增加至 37℃，加速血液循环。

3. **皮肤穴位处的药物吸收** 与别处皮肤相比，穴位处皮肤阻抗低、电容大、电位高，有利于药物透皮吸收。

4. 芳香性药物的促进作用 现代离体皮肤试验表明，芳香性药物敷于局部，能够使皮质类固醇透皮能力提升到 8～10 倍，因此外治方药中的冰片、麝香、沉香、檀香、菖蒲、川椒、白芥子、姜、肉桂之类的芳香药物，几乎每方必用。

（三）穴位贴敷材料及作用

1. 通经走窜、开窍活络类药物 如冰片、麝香、丁香、薄荷、细辛、白芷等。此类药物具有芳香通络作用，能够率领群药开结行滞，直达病所，拔病外出。但此类药物易耗伤人体气血，不宜过量使用。

2. 刺激发疱类药物 如白芥子、斑蝥、毛茛、蒜泥、生姜、甘遂等。此类药物对皮肤具有一定的刺激作用，可使局部皮肤充血、起疱，能够较好地发挥刺激腧穴作用，以达到调节经络脏腑功能的效果。

3. 气味俱厚类药物 如生半夏、附子、川乌、草乌、巴豆、生南星等。此类药物气味俱厚，药力峻猛，有时甚至选用力猛有毒的药物。这类药物在临床应用时，应注意掌握用量及贴敷时间，不宜用量过大，贴敷时间也不宜过长。

（四）穴位贴敷常用赋形剂

1. 蜂蜜 性凉味甘。具有促进药物吸收的作用，有"天然吸收剂"之称，不易蒸发，能使药物保持一定湿度，对皮肤无刺激性，具有缓急止痛，解毒化瘀，收敛生肌功效。

2. 酒 性大热，味甘、辛。能活血通络、祛风散寒，行药势，矫味矫臭。用酒调和贴敷药，则可起到行气、通络、消肿、止痛等作用，促使药物更好地渗透吸收以发挥作用。

3. 醋 性味酸苦、温。具有引药入肝、理气、止血、行水、消肿、解毒、散瘀止痛、矫味矫臭作用。应用醋调和贴敷药，可起解毒、化瘀、敛疮等作用。

4. 生姜汁 性味辛、温。升腾发散而走表，能发表、散寒、温中、止呕、开痰、解毒。

（五）常见病的穴位贴敷治疗

1. 感冒

（1）风寒感冒

1）处方：白芥子 10g，细辛、麻黄各 6g，荆芥、防风各 15g。

2）穴位：大杼、风门、肺俞。

（2）风热感冒

1）处方：白芥子、连翘、薄荷、荆芥、银花、牛蒡子各 10g。

2）穴位：大椎、肺俞、尺泽。

（3）气虚感冒

1）处方：白芥子、桂枝、防风各 10g，党参、黄芪各 20g。

2）穴位：风门、肺俞、膏肓、气海、膻中、足三里。

2．咳嗽

（1）风寒袭肺

1）处方：细辛、吴茱萸各 6g，白芥子、防风、麻黄各 10g。

2）穴位：肺俞、风门、天突、膻中、中府。

（2）风热犯肺

1）处方：牛蒡子、桔梗、枇杷叶、鱼腥草各 10g，薄荷、冰片各 6g。

2）穴位：肺俞、天突、膻中、大椎、定喘。

（3）痰湿蕴肺

1）处方：白芥子、半夏、白术、杏仁、苏子各 10g，细辛 6g。

2）穴位：肺俞、天突、膻中、中脘、足三里、丰隆。

（4）痰热郁肺

1）处方：杏仁、鱼腥草、胆南星、半夏各 10g，白芥子 6g，冰片 3g。

2）穴位：肺俞、天突、膻中、膏肓、丰隆。

3．哮喘

（1）寒哮

1）处方：肉桂、麻黄、白芥子、半夏各 10g，细辛、甘遂各 6g。

2）穴位：天突、大椎、肺俞、膏肓、风门。

（2）热哮

1）处方：麻黄、黄芩、苏子、鱼腥草、半夏、白芥子各 10g，冰片 3g。

2）穴位：天突、膻中、肺俞、膈俞、定喘、丰隆。

（3）虚证哮喘

1）处方：黄芪、党参各 20g，肉桂、半夏、白芥子各 10g。

2）穴位：肺俞、脾俞、肾俞、关元、气海、足三里。

4．便秘

（1）肠道积热

1）处方：大黄、麻子仁、枳实各 10g，冰片 3g。

2）穴位：神阙、天枢、上巨虚、大肠俞。

（2）气机郁滞

1）处方：大黄、香附、川芎各 10g，冰片 3g。

2）穴位：支沟、神阙、天枢、上巨虚。

（3）气血亏虚

1）处方：大黄 10g，黄芪、党参各 20g。

2）穴位：神阙、天枢、气海、上巨虚、足三里、大肠俞。

5．腰痛

（1）寒湿阻滞

1）处方：附子、独活、肉桂各 10g，白芥子、细辛各 6g。

2）穴位：肾俞、大肠俞、腰阳关、委中。

（2）瘀血阻滞

1）处方：乳香、没药、延胡索、红花、川芎、牛膝各 15g。

2）穴位：肾俞、腰阳关、秩边、血海、委中。

（3）肾虚腰痛

1）处方：肉桂、独活、桑寄生、菟丝子、牛膝、杜仲各 10g。

2）穴位：关元俞、肾俞、秩边、委中。

6. 肩周炎

（1）风寒湿型

1）处方：桂枝、威灵仙、延胡索、川乌各 10g，细辛 6g。

2）穴位：肩髃、肩髎、肩贞、肩前。

（2）气血瘀滞

1）处方：红花、桃仁、川乌、延胡索各 10g，川芎 15g。

2）穴位：肩外俞、肩髃、肩髎、臑俞。

（3）气血亏虚

1）处方：党参、黄芪各 20g，桂枝、川芎、延胡索各 10g。

2）穴位：肩髃、肩髎、肩外俞、气海、足三里。

7. 膝关节炎

（1）风寒湿痹

1）处方：桂枝、川芎、川乌、威灵仙各 10g，白芥子、细辛各 6g。

2）穴位：膝眼、梁丘、膝阳关、血海、足三里。

（2）风湿热痹

1）处方：黄柏、苍术、木瓜、威灵仙、延胡索各 10g，伸筋草 15g。

2）穴位：血海、膝眼、膝阳关、阳陵泉、足三里。

（3）瘀血阻络

1）处方：乳香、没药、延胡索、桃仁、红花各 10g。

2）穴位：梁丘、膝眼、膝阳关、阳陵泉、血海、足三里。

（4）肝肾亏虚

1）处方：肉桂、川芎、透骨草、延胡索、杜仲、威灵仙各 10g。

2）穴位：膝眼、膝阳关、阳陵泉、足三里、三阴交。

8. 痛经

（1）寒湿凝滞

1）处方：附子、肉桂、川芎、艾叶各 10g，白芥子、细辛各 6g。

2）穴位：关元、中极、子宫、腰阳关、次髎、三阴交。

（2）气滞血瘀

1）处方：乳香、没药、川芎、红花、延胡索各 10g。

2）穴位：关元、中极、子宫、血海、三阴交、次髎。

（3）气血亏虚

1）处方：肉桂、丁香、乌药各 10g，细辛 6g，黄芪、党参各 20g。

2）穴位：关元、气海、子宫、脾俞、次髎、足三里。

9．小儿汗证

（1）肺卫不固

1）处方：黄芪、党参、白术、防风各 10g。

2）穴位：大椎、神阙、气海、关元、肺俞。

（2）营卫失调

1）处方：麻黄根、桂枝各 10g，浮小麦、煅龙骨各 20g。

2）穴位：膻中、气海、关元、足三里。

（3）气阴亏虚

1）处方：五味子、黄芪、党参、当归各 10g。

2）穴位：足三里、涌泉。

10．过敏性鼻炎

（1）肺虚感寒

1）处方：白芥子、延胡索、麻黄、白芷各 10g，细辛、甘遂各 6g。

2）穴位：天突、大椎、风门、肺俞、膏肓。

（2）肾阳亏虚

1）处方：丁香、吴茱萸、肉桂、白芥子、延胡索各 10g，细辛 6g。

2）穴位：大椎、风门、肺俞、脾俞、肾俞。

11．胃痛

（1）肝胃气滞

1）处方：川楝子、延胡索、柴胡、香附、枳壳各 10g。

2）穴位：中脘、内关、足三里、胃俞、太冲。

（2）寒邪犯胃

1）处方：肉桂、小茴香、吴茱萸各 10g，细辛 6g。

2）穴位：中脘、内关、足三里、胃俞。

（3）脾胃虚寒

1）处方：丁香、茴香、肉桂、桂枝各 10g，细辛 6g。

2）穴位：中脘、内关、足三里、气海、脾俞、胃俞。

（六）穴位贴敷禁忌

1．孕妇，多数外贴药物对孕期妇女可能不安全。

2．对药物过敏者不宜贴敷。

3．严重皮肤病，如皮肤长疱、疖以及皮肤有破损或有皮疹者。

4．严重的荨麻疹患者。

（七）穴位贴敷注意事项

1．实施穴位贴敷前要详细询问病史，对贴敷药物过敏者切勿使用本方法。

2．贴敷后若出现范围较大、程度较重的皮肤红斑、水疱、疹痒现象，应立即停药，进行对症处理。出现全身性皮肤过敏症状者，应及时到医院就诊。如出现痒、热、微痛等感觉或皮肤有轻度色素沉着，此为正常反应，不必过多担心。

3．贴敷期间，饮食要清淡，避免烟酒、海鲜、辛辣刺激食品、冰冻食品、豆类及豆制品、黏滞性食物及温热发性食物（如牛肉、羊肉、狗肉、鱼、黄鳝、螃蟹、虾等）。

4．贴敷当天避免贪凉，不要过度吹电风扇和在过冷的空调房中停留，更要避免空调冷风直接吹到贴敷部位，不利于药物吸收。

5．注意室内通风，夏季注意防暑，冬季注意保暖，适当活动。

6．凡用溶剂调敷药物时，需随调随用，以防挥发。

7．对于残留在皮肤上的药膏，不宜用刺激性物质擦洗。

8．贴敷药物后注意局部防水。

9．对胶布过敏者，可选用防过敏胶布固定敷贴药物。

10．小儿皮肤娇嫩，不宜用刺激性太强的药物，贴敷时间也不宜过长。

（八）咳嗽的穴位贴敷治疗理论

咳嗽临床表现为咳嗽、咳痰，多因外感、内伤等多种病因，导致肺气失于宣发、肃降，若日久不愈，则肺脾肾虚损，气道滞塞不利，出现反复咳嗽、痰多、畏寒等症状。相当于西医的慢性支气管炎病等。穴位敷贴主穴为肺俞、膻中、天突，伴气喘者加定喘，冬季反复感冒者加大椎，咳嗽痰多者加脾俞。

任务解析

本次任务要求为导入病例做出初步诊断，提出穴位贴敷治疗方案。分析如下。

（一）病例特点

1．**病因及诱因**　老年男性患者，有吸烟史、慢性支气管炎病史。

2．**主要症状特点**　咳嗽、咳痰，受凉后加重，肺部 CT 片提示：考虑慢性支气管炎。查体：舌淡，苔白，脉浮紧。

患者素有慢性支气管炎病史，本次感受风寒后引发宿疾，可诊断为咳嗽（风寒袭肺证）。

（二）确定穴位贴敷处方

主穴：肺俞、天突、膻中、风门、中府。

处方：白芥子、防风、麻黄各 10g，吴茱萸、细辛各 6g。

疗程：每天1次，每次贴2~4h，7d为1个疗程。

任务实施及评分标准

对该案例患者的穴位贴敷操作流程见表3-12。

表3-12 穴位贴敷操作流程表

操作流程		内容要点	评分	注意事项
操作前	核对	患者基本信息、诊断、临床症状、既往史及敷贴部位	4	
	评估	评估患者贴敷部位皮肤状况，心理状态及合作程度	5	
	沟通	交代穴位贴敷治疗的必要性、操作流程，了解患者的主要症状、既往史、药物及敷料过敏史、是否妊娠	6	态度和蔼
	环境准备	环境整洁，温湿度适宜，必要时用屏风遮挡	5	
	医生准备	着装整洁，洗净双手，戴好口罩、帽子	5	
	物品准备	治疗盘，一次性口罩、帽子，敷贴，75%酒精或温水，无菌干棉签，医用橡皮膏，垃圾分类桶等	8	根据患者主要症状选择不同类型药饼
操作中	摆放体位	患者取坐位	5	以患者舒适，医者便于操作为宜
	定穴	定位肺俞、天突、膻中、风门、中府穴位置	12	定位准确、规范
	消毒	医生常规进行手消毒，敷贴部位用温水或75%酒精棉签局部清洗（或脱脂）	6	
	贴敷	用白芥子、防风、麻黄各10g，吴茱萸、细辛各6g研末后与姜汁调和，做成1cm直径的药丸敷贴贴敷在所选穴位上，外用医用橡皮膏固定	12	
	观察	观察患者局部皮肤，询问有无不适感	6	出现皮肤微红为正常现象，若出现皮肤瘙痒、丘疹、水疱等，应立即告知医务人员
操作后	告知	1. 每天贴敷1次，每次贴敷2~4h，7d为1个疗程，可根据病情、年龄等调整时间，病情轻、年龄小酌减 2. 嘱患者注意防暑，避免贪凉，饮食清淡 3. 嘱患者局部注意防水	6	若出现敷料松动或脱落及时告知医务人员
	整理	协助患者整理衣物，整理治疗盘及用物，洗手	5	
	记录	记录贴敷时间、部位及患者反应	5	
综合素质		态度和蔼，言语恰当，举止行为沉着冷静	4	
		操作过程熟练规范	4	
		密切关注患者情况，体现人文关怀	2	

任务拓展

胃痛的穴位贴敷治疗

胃痛，又称胃脘痛，是以上腹胃脘部近心窝处疼痛为主症的病症。现代西医学中急性胃炎、慢性胃炎、胃溃疡、十二指肠溃疡、功能性消化不良、胃黏膜脱垂等病以上腹部疼痛为主要症状者，属于中医学胃痛范畴，胃痛的诊断及穴位敷贴治疗见表 3-13。

表 3-13　胃痛的诊断及穴位贴敷治疗

诊断及治疗	内容要点	注意事项
病因病机	本病病位在胃脘部，病因为外邪犯胃、饮食伤胃、情志不畅，基本病机为胃气郁滞，胃失和降，不通则痛	
主症	上腹近心窝处胃脘部发生疼痛为特征，其疼痛有胀痛、刺痛、隐痛、剧痛等不同的性质，常伴有食欲不振、恶心呕吐、嘈杂泛酸、嗳气吞腐等消化道症状	
辨证要点	1. 胃痛暴作，恶寒喜暖，得温痛减，遇寒加重，口淡不渴，或喜热饮，舌淡苔薄白，脉弦紧，为寒邪犯胃证 2. 胃脘胀痛，痛连两胁，遇烦恼则痛作或痛甚，嗳气、失气则痛舒，胸闷嗳气，喜长叹息，大便不畅，舌苔多薄白，脉弦，为肝火犯胃证 3. 胃痛隐隐，绵绵不休，喜温喜按，空腹痛甚，得食则缓，劳累或受凉后发作或加重，泛吐清水，神疲纳呆，四肢倦怠，手足不温，大便溏薄，舌淡苔白，脉虚弱或迟缓，为脾胃虚寒证	
处方配穴	1. 肝火犯胃 （1）处方：川楝子、延胡索、柴胡、香附、枳壳各 10g （2）穴位：中脘、内关、足三里、胃俞、太冲 2. 寒邪犯胃 （1）处方：肉桂、小茴香、吴茱萸各 10g，细辛 6g （2）穴位：中脘、内关、足三里、胃俞 3. 脾胃虚寒 （1）处方：丁香、茴香、肉桂、桂枝各 10g，细辛 6g （2）穴位：中脘、内关、足三里、气海、脾俞、胃俞	
操作方法	根据辨证，将相应药物研末后与姜汁调和，做成 1cm 直径的药丸敷贴贴敷在所选穴位上，外用医用橡皮膏固定。每天 1 次，每次 2～4h，7d 为 1 个疗程	

（陈阳阳　周双双）

模块四　中医养生

任务一
膳食养生

任务目标

1. 掌握膳食养生的原则和方法。
2. 熟悉不同体质的表现和食物的保健治疗作用。
3. 运用膳食养生知识为居民制定膳食方案。

任务导入

患者，女，60岁，平素容易感冒，容易疲劳，近1周出现乏力，活动后心慌，自汗，食欲减退。查体：生命体征正常，舌淡，苔薄白，脉细弱无力。请根据患者病情做出初步诊断，并制定合理的膳食治疗方案。

相关理论知识

膳食养生是指根据不同食物的性能特点，合理摄取食物，注意饮食搭配，以达到增进健康、预防疾病、延缓衰老和延年益寿目的的一种养生方法。中医养生历来重视食药同源，既可用于疾病的治疗，也可用于食疗药膳。

（一）膳食养生的原则

1. **饮食有节，冷热适度**　《黄帝内经素问·上古天真论》最早提出"饮食有节"，即定时、定量，宜遵循"早饭宜好，午饭宜饱，晚饭宜少"的原则。唐·孙思邈认为"热无灼唇，冷无冰齿"，寒凉食物易损伤脾胃阳气，过热则易损耗胃阴，尤其老人和小孩要忌食生冷。

2. **调和五味，荤素搭配**　调和五味既要考虑营养的全面性，又要考虑五味之间的协调性。五味调和，能对五脏起到全面的补益作用，使五脏之间的功能始终保持相对的平衡协调。日常饮食中需要注意荤素兼顾，切勿偏食。

3. **正确进食，食后养生**　正确的进食和食后养生方法可以促进食物的消化吸收，保证机体的能量供给。

4. **审因施膳**　"因时、因地、因人"，根据季节、地域、年龄、体质等因素合理选择膳食。

（二）食物的性

食物"气"或"性"与药物一致，分为四大类。寒凉性质食物多属于阴性，具有滋阴、清热、泻火、凉血、解毒等作用，适用于热性体质和热性病症。温热性质食物属于阳性，具有温经、助阳、活血、通络、散寒等作用，适用于虚寒体质或寒性病症。常见食物的性见表4-1。

表4-1　常见食物的性

性质	举例
温热	肉鱼类：狗肉、羊肉、牛肉、鸡肉、虾肉、鳝鱼、海参、草鱼、鲢鱼
	蔬菜类：刀豆、葱、姜、蒜、椒、韭菜、芥菜、香菜等香辣蔬菜
	果实类：桂圆、荔枝、橘子、杏、桃、核桃、石榴、大枣、板栗
寒凉	肉鱼类：鳖肉、龟、鸭肉、牡蛎肉、螺蛳、蚌、猪肉皮、兔肉、马肉、青蛙、蚯蚓、蜗牛
	蔬菜类：菠菜、豆芽、黄瓜、苦瓜、茄子、冬瓜、葫芦、莴苣、荠菜
	果实类：梨、西瓜、柿子、香蕉、橙、柑、柚、猕猴桃、苹果、枇杷、甘蔗、荸荠、绿豆
平性	肉鱼类：猪肉、牛乳、鸡蛋、鸽肉、鹌鹑肉、黄鱼、鲤鱼、鳗鱼
	蔬菜类：花菜、卷心菜、茼蒿、芋头、胡萝卜、土豆、香菇
	果实类：粳米、玉米、高粱、小麦、黄豆、黑豆、赤豆、蚕豆、豇豆、扁豆

（三）食物的味

五味指酸、苦、甘、辛、咸五种不同的味道。辛味散肺郁，能散能行，有发散解表、行气活血的作用；甘味补脾虚，能补、能和、能缓，有滋补和中、调和药性、缓急止痛的作用；酸味敛肝阴，能收能涩，有收敛固涩的作用；苦味泻心火，能泄、能燥、能坚，有清泄火热、降泄逆气、通泄大便、燥湿坚阴等作用；咸味补肾虚，多入肾经，能软、能下，具有软坚散结、泻下通便等功效。常见食物的味见表4-2。

表4-2　常见食物的味

五味	作用	举例
甘（淡）味	甘：补益和中、缓解疼痛、痉挛 淡：渗利小便，祛除湿气	甘：蜂蜜、饴糖、桂圆肉、米面食品 淡：西瓜、冬瓜、茯苓、黄花菜、薏苡仁
咸味	泻下，软坚散结，补益阴血	盐、海带、紫菜、海虾、海蟹、海蜇、龟肉
酸（涩）味	敛汗、涩精、止泻、缩小便	乌梅、山楂、石榴、柿子
苦味	清热、泻火、燥湿、解毒、降气	苦瓜、苦杏仁、橘皮
辛味	发散、行气、活血	姜、葱、蒜、辣椒、胡椒

（四）食物的归经

五味与五脏：酸先入肝，苦先入心，甘先入脾，辛先入肺，咸先入肾。

五色与五脏：白色食物入肺经，青色食物入肝经，黑色食物入肾经，黄色食物入脾经，赤色食物入心经。

（五）食物的升降沉浮

质地轻薄，食性温热，食味辛甘淡者，功效升浮，发散、宣通开窍。

质重，食性寒凉，食味苦酸咸者，功效沉降，下行向里，泻下通便、清热降火、利水消肿、重镇安神、潜阳息风、消积导滞、降逆止呕、平喘固涩。

配伍中医营养膳食时，除辨证施食外，还应考虑四时脏腑气机的变化，如春夏宜加辛温升浮药食，秋冬宜加酸苦沉降药食，以顺应春升、夏浮、秋降、冬沉的时气特点。

（六）食物的配伍

常见食物的配伍见表 4-3。

表 4-3　常见食物的配伍

配伍关系		概念	举例
协同配伍，拮抗配伍	相须	性能基本相同的食物相互配合使用，增强功效	韭菜与胡桃仁均有温肾壮阳功效，协同食用则壮阳之力大增；百合炖梨，百合与梨共奏清肺热、养肺阴之效
	相使	以一类食物为主，一类食物为辅，加强主要食物功效	治疗类风湿关节炎的桑椹桑枝酒中，辛散温通之酒加强了桑枝祛风除湿之力；治疗风寒感冒的姜糖饮中，温中和胃的红糖，增强了生姜温中散寒之效
	相畏	一种食物的不良作用能被另一种食物减轻或消除	某些鱼类引起的腹泻、皮疹能被生姜减轻或消除；乌头、附子之毒可被蜂蜜、绿豆减轻
	相杀	一种食物能减轻或消除另一种食物的不良作用	生姜减轻或消除某些鱼类引起的腹泻、皮疹；蜂蜜、绿豆可解乌头、附子之毒
	相恶	两种食物同时食用，会使原有功效降低甚至消失	人参补气，萝卜顺气，两者同食降低人参功效
	相反	两种食物同时食用能产生毒性反应或副作用	少见，如柿子反螃蟹，目前缺乏科学论证

（七）不同体质的表现及膳食养生方法

不同体质的表现和膳食养生方法见表 4-4。

表 4-4　不同体质的表现和膳食养生方法

体质类型	主要表现	膳食养生方法
平和质	阴阳气血调和，体态适中，面色红润，精力充沛等。形体特征：体形匀称、健壮	正常饮食
气虚质	平素语音低弱，气短懒言，容易疲乏，自汗，精神不振；舌淡红，舌边有齿痕，脉弱	红枣、山药（多食用具有益气健脾作用的食物，如黄豆、白扁豆、鸡肉等；少食空心菜、生萝卜等）

续表

体质类型	主要表现	膳食养生方法
阳虚质	平素畏冷，手足不温，喜热饮食，精神不振，舌淡胖嫩，脉沉迟	生姜、韭菜（多食用牛肉、羊肉等温阳之品；少食梨子、西瓜、香蕉、荸荠等生冷寒凉之食物；少饮绿茶）
阴虚质	体形偏瘦，手足心热，口燥咽干，鼻微干，喜冷饮，皮肤干燥，常大便干结，容易失眠，舌红少津，脉细数	百合、银耳（多食瘦猪肉、鸭肉、绿豆、冬瓜等甘凉滋润之品；少食羊肉、牛肉、辣椒、瓜子等性温燥烈之物）
痰湿质	肥胖，膏脂凝聚在腹，肚大腰圆，腹部肥满而松软，面部皮肤油脂较多，多汗且黏，胸闷，痰多，口黏腻或甜，喜食肥甘甜黏之物，苔腻，脉滑	荷叶、白萝卜（饮食应以清淡为主，多食冬瓜等）
湿热质	面垢油光，易生痤疮，口苦口干，身重困倦，大便黏滞不畅或燥结，小便短黄，男性易阴囊潮湿，女性易带下增多，舌质偏红，苔黄腻，脉滑数	薏苡仁、苦丁茶（以清淡为主，可多食赤小豆、绿豆、苦瓜、黄瓜、芹菜、莲藕等甘寒的食物）
瘀血质	肤色晦暗，色素沉着，容易出现瘀斑，口唇黯淡，舌黯或有瘀点，舌下络脉紫黯或增粗，丢三落四，易失眠，脉涩	山楂、葡萄酒（多食素，少食肥肉滋腻之物）
气郁质	郁闷，体形偏瘦，常感到闷闷不乐、情绪低沉，常有胸闷，易失眠，经常无缘无故地叹气，神情抑郁、忧虑脆弱。舌淡红，苔薄白，脉弦	黄花菜、玫瑰花（平时多食海带、山楂等具有行气、解郁、消食、醒神作用的食物）
特禀质	过敏，这是一类体质特殊的人群，以先天失常、生理缺陷、过敏反应等为主要特征。其中过敏体质的人易对药物、食物、气味、花粉、季节气候变化等过敏，其表现为打喷嚏、咳嗽、皮肤起疹子、荨麻疹，引起全身瘙痒	何首乌、灵芝（多食益气固表的食物；少食致敏物质如荞麦、蚕豆等）

（八）食物的保健作用

常见食物的保健作用见表4-5。

表4-5　常见食物的保健作用

保健作用	食物举例
聪耳（增强或改善听力）	莲子、山药、荸荠、蒲菜、芥菜、蜂蜜
明目（增强或改善视力）	山药、枸杞子、蒲菜、猪肝、羊肝、野鸭肉、青鱼、鲍鱼、螺蛳、蚌
生发（促进头发生长）	白芝麻、韭菜子、核桃仁
润发（使头发滋润、光泽）	鲍鱼
乌须发（使须发变黑）	黑芝麻、核桃仁、大麦
长胡须（有益于不生胡须的男性）	鳖肉
美容颜（使肌肤红润、光泽）	枸杞子、樱桃、荔枝、黑芝麻、山药、松子、牛奶、荷蕊
健齿（使牙齿坚固、洁白）	花椒、蒲菜、莴笋

续表

保健作用	食物举例
轻身（消肥胖）	菱角、大枣、榧子、龙眼、荷叶、燕麦、青粱米
强身（改善瘦人体质，强身壮体）	小麦、粳米、酸枣、葡萄、藕、山药、黑芝麻、牛肉
增智（益智、健脑等）	粳米、荞麦、核桃、葡萄、菠萝、荔枝、龙眼、大枣、百合、山药、茶、黑芝麻、黑木耳、乌贼鱼
益志（增强志气）	百合、山药
安神（使精神安静、利睡眠等）	莲子、酸枣、百合、梅子、荔枝、龙眼、山药、鹌鹑、牡蛎肉、黄花鱼
增神（增强精神，减少疲倦）	茶、荞麦、核桃
增力（健力，善走等）	荞麦、大麦、桑椹、榛子
强筋骨（强健体质）	栗子、酸枣、黄鳝、食盐
耐饥（使人耐受饥饿）	荞麦、松子、菱角、香菇、葡萄
能食（增强食欲、消化等能力）	葱、姜、蒜、韭菜、芫荽、胡椒、辣椒、胡萝卜、白萝卜
壮肾阳（调整性功能，治疗阳痿等）	核桃仁、栗子、刀豆、菠萝、樱桃、韭菜、花椒、狗肉、狗鞭、羊肉、羊油脂、雀肉、鹿肉、鹿鞭、燕窝、海虾、海参、鳗鱼、蚕蛹
续嗣（增强助孕能力，包括安胎）	柠檬、葡萄、黑雌鸡、雀肉、雀脑、鸡蛋、鹿骨、鲤鱼、鲈鱼、海参

（九）食物的治疗作用

常见食物的治疗作用见表4-6。

表4-6　常见食物的治疗作用

治疗作用	食物举例
散风寒类（用于风寒感冒病证）	生姜、葱、芥菜、芫荽
散风热类（用于风热感冒病证）	茶叶、豆豉、阳桃
清热泻火类（用于内火病证）	茭白、蕨菜、苦菜、苦瓜、松花蛋、百合、西瓜
清热生津类（用于燥热伤津病证）	甘蔗、番茄、柑、柠檬、苹果、甜瓜、甜橙、荸荠
清热燥湿类（用于湿热病证）	香椿、荞麦
清热凉血类（用于血热病证）	藕、茄子、黑木耳、蕹菜、向日葵籽、食盐、芹菜、丝瓜
清热解毒类（用于热毒病证）	绿豆、赤小豆、豌豆、苦瓜、马齿苋、荠菜、南瓜
清热利咽类（用于咽喉肿痛病症）	橄榄、罗汉果、荸荠、鸡蛋白
清热解暑类（用于暑热病证）	西瓜、绿豆、赤小豆、绿茶、椰汁
清化热痰类（用于热痰病证）	白萝卜、冬瓜子、荸荠、紫菜、海蜇、海藻、海带、鹿角菜
温化寒痰类（用于寒痰病证）	洋葱、杏子、芥子、生姜、佛手、香橼、桂花、橘皮
止咳平喘类（用于咳嗽喘息病症）	百合、梨、枇杷、落花生、杏仁、白果、乌梅、小白菜
健脾和胃类（用于脾胃不和病证）	南瓜、包心菜、芋头、猪肚、牛奶、芒果、柚、木瓜、栗子、大枣、粳米、糯米、扁豆、玉米、无花果、胡萝卜、山药、白鸭肉、醋、芫荽

续表

治疗作用	食物举例
健脾化湿类（用于湿阻脾胃病证）	薏苡仁、蚕豆、香椿、大头菜
驱虫类（用于虫积病证）	榧子、大蒜、南瓜子、椰子肉、石榴、醋、乌梅
消导类（用于食积病证）	萝卜、山楂、茶叶、神曲、麦芽、鸡内金、薄荷叶
温里类（用于里寒病证）	辣椒、胡椒、花椒、八角茴香、小茴香、丁香、干姜、蒜、葱、韭菜、刀豆、桂花、羊肉、鸡肉
祛风湿类（用于风湿病证）	樱桃、木瓜、五加皮、薏苡仁、鹌鹑、黄鳝、鸡血
利尿类（用于小便不利、水肿病证）	玉米、赤小豆、黑豆、西瓜、冬瓜、葫芦、白菜、白鸭肉、鲤鱼、鲫鱼
通便类（用于便秘病症）	菠菜、竹笋、番茄、香蕉、蜂蜜
安神类（用于神经衰弱、失眠病症）	莲子、百合、龙眼肉、酸枣仁、小麦、秫米、蘑菇、猪心、石首鱼
行气类（用于气滞病证）	香橼、橙子、柑皮、佛手、柑、荞麦、高粱米、刀豆、韭菜、茴香菜、大蒜
活血类（用于血瘀病证）	桃仁、油菜、慈姑、茄子、山楂、酒、醋、蚯蚓、蚶肉
止血类（用于出血病证）	黄花菜、栗子、茄子、黑木耳、刺菜、乌梅、香蕉、莴苣、枇杷、藕节、槐花、猪肠
收涩类（用于滑脱不固病证）	石榴、乌梅、芡实、高粱、林檎、莲子、黄鱼、鲇鱼
平肝类（用于肝阳上亢病证）	芹菜、番茄、绿茶
补气类（用于气虚病证）	粳米、糯米、小米、黄米、大麦、山药、荞麦、籼米、马铃薯、大枣、胡萝卜、香菇、豆腐、鸡肉、鹅肉、鹌鹑、牛肉、兔肉、狗肉、青鱼、鲢鱼
补血类（用于血虚病证）	桑椹、荔枝、松子、黑木耳、菠菜、胡萝卜、猪肉、羊肉、牛肝、羊肝、甲鱼、海参、草鱼
助阳类（用于阳虚病证）	枸杞菜、枸杞子、核桃仁、豇豆、韭菜、丁香、刀豆、羊乳、羊肉、狗肉、鹿肉、鸽蛋、雀肉、鳝鱼、海虾
滋阴类（用于阴虚病证）	银耳、黑木耳、大白菜、梨、葡萄、桑椹、牛奶、鸡蛋黄、甲鱼、乌贼鱼、猪皮

任务解析

本次任务要求为导入病例做出初步诊断，提出膳食养生方案。分析如下。

（一）病例特点

患者平素易感冒，易疲劳，乏力，活动后心慌，自汗，食欲减退，舌淡，苔薄白，脉细弱无力。中医体质辨证属于气虚质。

（二）确定膳食养生方案

1. **治则**　益气健脾。
2. **药食选择**　可选择人参、党参、太子参、黄芪、大枣、芡实、山药、鸡肉等药食同源的药物或食物。可选择粥或者汤。

3．食谱选择 ① 黄芪太子参乌鸡汤：乌骨鸡 1 只、太子参 15g、黄芪 20g、大枣 10g、生姜数片、大葱 1 根、料酒适量、盐适量。洗净加适量清水煲汤。② 太子参山药芡实粥：太子参 15g、芡实 20g、山药 15g，粳米 200g。洗净加适量清水小火熬煮成粥。

任务实施及评分标准

对该案例患者膳食养生指导流程见表 4-7。

表 4-7　膳食养生指导流程表

实施流程		内容要点	评分	注意事项
进膳前	制定膳食方案	根据症状进行体质辨识，本患者为气虚质	10	
		确定治疗原则：益气健脾	10	
		制定益气健脾的膳食方案 黄芪太子参乌鸡汤：乌骨鸡 1 只、太子参 15g、黄芪 20g、大枣 10g、生姜数片、大葱 1 根、料酒适量、盐适量	20	选择新鲜未变质的食材；糖尿病患者不宜食用米粥；食用人参时忌食萝卜
	食物烹饪	1．乌鸡去毛，去除内脏，切块，洗净，焯水备用 2．太子参、黄芪，置入纱布袋，加水 2 000ml，武火煮开，改用文火煮 30min，捞去纱布袋 3．投入乌骨鸡、生姜、大葱、大枣、料酒、盐，加盖焖煮至酥烂即可	20	以清淡易消化为主
进膳中	进食宜乐	进食环境宁静、整洁，气氛轻松愉快，可听一些轻松柔和的乐曲	5	保持安静愉快的进食情绪，可增强食欲促进消化
	进食速度	进食速度要适宜，从容缓和，细嚼慢咽	5	
	食宜专心	进食宜专心致志，将各种琐事尽量抛开，把注意力集中到饮食上来	5	
进膳后	漱口	食毕，清水漱口，清除口腔内残留的食物残渣，保持口腔清洁	5	
	摩腹	先搓热双手，然后双手相重叠，置于腹部，用掌心绕脐沿顺时针方向由小到大转摩 20~30 周，再逆时针方向由大到小，绕脐摩 20~30 周	10	
	散步	进食完 20~30min 以后缓慢散步，速度 90 步/min，时间 10~30min	10	不宜剧烈运动

（张晓松　赵　勇）

任务二
八段锦养生

任务目标

1. 掌握八段锦养生的适应证和禁忌证。
2. 熟悉八段锦功法操作。
3. 能指导患者及群众进行八段锦功法的养生锻炼。

任务导入

患者，男，60 岁，长期伏案工作，颈部及腰部疼痛 1 个月。查体：颈项部肌肉紧张，第 5、6、7 颈椎棘突旁压痛，第 4、5 腰椎棘突旁压痛，余无异常；X 片显示：颈 5、颈 6、颈 7 椎体后缘增生，颈椎轻度变直，腰 4、腰 5 椎体骨质增生。查体：生命体征正常，舌暗，苔薄白，脉细弱无力。该患者选择练习八段锦进行养生，有哪些注意事项，请指导患者进行功法锻炼。

相关理论知识

八段锦是指由八段连续动作组成的强身健体和养生延年的一种功法。八段锦的文献记载最早见于宋代洪迈所著的《夷坚志》。"八段"是指其动作共有八节；"锦"有典雅华美之意，通过肢体躯干合理的屈伸俯仰，使全身筋脉得以伸拉舒展，起到调和脏腑、行气活血、通经活络、增智强体的作用。

本节重点介绍的是清代梁世昌所编《易筋经外经图说》中的立式八段锦，共八式，分别为：两手托天理三焦、左右开弓似射雕、调理脾胃须单举、五劳七伤往后瞧、摇头摆尾去心火、两手攀足固肾腰、攒拳怒目增气力、背后七颠百病消。

（一）八段锦的作用

八段锦的动作柔缓，协调连贯，充分伸展活动脊柱和四肢关节，使相关肌肉、肌腱得以牵伸，有助于维持和改善肢体活动度、提高肌力、缓解疼痛。研究表明，练习八段锦可强筋骨、通经络、调脏腑、平肝阳，达到防治疾病的目的；另外，还可改善人体血液循环，调节神经体液，对内脏起到轻柔的按摩作用以调节身体各组织、器官的协调运行。

（二）八段锦的适应证

八段锦适用于各种软组织损伤、慢性骨关节疾病、中风后遗症、风湿性疾病的运动功能障碍、疼痛的康复，可改善心肺功能、控制血压、增加肺活量、改善糖脂代谢。另外，它具有疏通气血、柔韧筋骨、畅达气机的作用，可广泛运用于神经系统、心血管系统、消化系统、呼吸系统、运动系统、内分泌系统的各种慢性疾病的康复中。

（三）八段锦的禁忌

八段锦的动作柔缓，禁忌证相对较少，但对于不稳定性骨折、严重骨质疏松等患者应适度禁忌。

（四）练习八段锦的注意事项

1. 练习时，运动量因人而异，各式动作可重复数次，以运动后不觉疲劳、微微出汗为宜。形体动作要柔和匀缓，圆活连贯，刚柔相济，松紧结合。

2. 妇女经期及孕妇不宜练习，血压过高者不宜练习，严重器质性疾病不宜练习。过饥、过饱不宜练习。

任务解析

本次任务要求为导入病例做出初步诊断，指导八段锦功法锻炼。分析如下。

（一）病例特点

老年男性，患者颈部及腰部疼痛，颈项部肌肉紧张，第5、6、7颈椎棘突旁压痛，第4、5腰椎棘突旁压痛。舌暗，苔薄白，脉细弱无力。X线片显示：颈5、颈6、颈7椎体后缘增生，颈椎轻度变直，腰4、腰5椎体骨质增生。诊断为痹病（气虚血瘀证）。

（二）确定锻炼方案

患者颈腰部疼痛，无明显禁忌证，可采用八段锦功法锻炼。

任务实施及评分标准

对该病例八段锦功法练习指导见表4-8。

表4-8 八段锦功法练习及评价标准表

练习流程		内容要点	评分	示图
准备	评估	评估患者对本运动的耐受程度	4	
	环境准备	环境安静，空气流通，避免直接吹风	4	
	思想准备	排除杂念，全神贯注	4	
	着装准备	衣着宽松，除去手表、眼镜等硬物	4	
练功	预备式	1. 两脚并步站立，两臂垂于体侧，目视前方 2. 重心右移，左脚向左开步，与肩同宽 3. 两臂内旋向两侧摆起，与髋同高，掌心向后；两臂与身体夹角约45° 4. 两腿膝关节稍屈，同时两臂外旋，向前合抱于腹前，掌心向内，两掌指尖距约10cm，目视前方	6	见图4-1

续表

练习流程		内容要点	评分	示图
练功	两手托天理三焦	1. 两臂外旋微下落，两掌五指分开在腹前交叉，掌心向上，目视前方 2. 两腿挺膝伸直，重心上提，两掌上托于胸前，随后两臂内旋向上托起，掌心向上，抬头目视两掌背 3. 两掌继续上托，肘关节伸直，同时下颌内收，动作稍停，目视前方 4. 两腿膝关节微屈，同时两臂分别向身体两侧下落，两掌捧于腹前，掌心向上，目视前方 5. 全部动作一上一下为1次，共做6次	8	见图4-2
	左右开弓似射雕	1. 重心右移，左脚向左开步比肩稍宽，膝关节缓慢伸直，站成人字步，两掌向上交叉于胸前，左掌在外，目视前方 2. 右掌屈指，向右拉到臂前，大小臂充分叠加与肩同高，左掌成八字掌，左臂内旋，向左推出，与肩同高，两腿屈膝半蹲成马步（重心下移）动作略停，目视左八字掌 3. 重心右移，两手变自然掌，右手向右画弧与肩同高，掌心斜向前 4. 重心继续右移，左脚回收成并步站立，同时，两掌捧于腹前，掌心向上，目视前方 5. 右式动作与左式相同，只是左右相反，一左一右为1次，共做3次。接下一动作时，身体重心继续左移，右脚回收成开步站立，膝关节微曲，同时两掌下落，捧于腹前，目视前方	8	见图4-3
	调理脾胃须单举	1. 两腿挺膝伸直，重心上提，两掌上提至肚脐时左掌随臂内旋上托，经面前上穿，上举至头的左上方，掌心向上指尖向右；右掌同时随臂内旋下按至右髋旁，指尖向前，掌心向下，动作略停 2. 两腿膝关节微屈，重心下降；左臂屈肘外旋，左掌经面前下落于腹前；同时右臂外旋，右掌向上捧于腹前，目视前方 3. 右式动作与左式动作相同，但左右相反，该式一左一右为1次，共做3次。接下一动作时，便两腿膝关节微屈，右掌下压至右髋旁，指尖向前，目视前方	8	见图4-4
	五劳七伤往后瞧	1. 两腿挺膝站直，重心升起，同时两臂伸直，指尖向下，目视前方 2. 两臂外旋，掌心向外，头向左后方转，动作稍停，目视左斜后方 3. 两腿膝关节微屈，重心下降，同时两臂内旋按于髋旁，指尖向前，目视前方 4. 右式动作与左式相同，方向相反。该式一左一右为1次，共做3次。接下一动作时，变两腿膝关节微屈，同时两掌捧于腹前，目视前方	8	见图4-5
	摇头摆尾去心火	1. 重心左移；右脚向右开步站立，两腿膝关节自然伸直；同时两掌上托至胸高时，两臂内旋，两掌翻转向上分托至头斜上方，肘关节微屈，掌心斜朝上，指尖相对，目视前方 2. 重心下降，两腿徐缓屈膝下蹲成马步；同时两臂从两侧下落，肘关节弯曲，两掌指扶于膝关节上方，手腕松沉，掌指斜朝前，目视前方	8	见图4-6

续表

练习流程		内容要点	评分	示图
练功	摇头摆尾去心火	3. 重心向上稍升起，随之重心右移，右腿膝关节弯曲，左腿膝关节稍屈；同时上体右倾约45°，目视前方 4. 身体重心稍下降成右偏马步状；同时上体右转俯身，目视右脚尖；随后身体重心左移成左偏马步状；同时上体保持俯身左旋至左斜前方，目视右脚跟 5. 重心稍右移，右髋向右侧送出，尾闾随之向右、向前、向左、向后旋转至正后方；同时重心随尾闾转动移至两腿间，膝关节弯曲；胸微含，头向左、向后转至正后方，目视上方 6. 下颌与尾闾同时内收；重心下降成马步；目视前方 7. 右式动作与左式动作相同，方向相反，该式一左一右为1次，共做3次。做完后重心左移，右脚回收成开步站立；同时两臂经两侧上举，两掌心相对，两腿膝关节微屈；两掌下按至腹前，指尖相对，目视前方	8	见图4-6
	两手攀足固肾腰	1. 两腿挺膝，重心升起，伸直站立，两掌指尖向前，两臂向前、向上举起，肘关节伸直，掌心向前，目视前方 2. 两臂屈肘，两掌下按于胸前，掌心向下，指尖相对 3. 两臂外旋，两掌心向上，两掌掌指随腋下后擦 4. 两掌心向内，沿脊柱两侧向下摩运至臀部；随之上体前俯，沿腿后向下摩运，经脚两侧置于脚面，抬头，目视前下方，动作略停 5. 两掌沿地面前伸，随之用手臂带动上体立起，两臂肘关节伸直上举，掌心向前 6. 该动作式一上一下为1次，共做6次。接下一动作时，两腿膝关节微屈，同时两掌向前下按至腹前，掌心向下，指尖向前，目视前方	8	见图4-7
	攒拳怒目增气力	1. 重心右移，左脚向左开步，两腿半蹲成马步，同时两掌握拳于肋侧，大拇指在内，拳眼向上，目视前方 2. 左拳自肋侧向前击出，拳眼向上，同时目瞪左拳 3. 左臂内旋，左拳变掌，虎口向下，目瞪左掌 4. 折掌，使掌面与腕垂直，左臂外旋带动手掌由内向外转动至指尖朝下，掌面抬起，变掌为拳，大拇指在内，目瞪左拳 5. 左拳屈肘回收至肋侧，拳眼向上，目视前方 6. 右式动作与左式动作相同，该式一左一右为1次，共做3次。做完后，重心右移，左脚回收成并步站立，同时两拳变掌垂于体侧，目视前方	8	见图4-8
	背后七颠百病消	1. 并步直立，两掌自然垂于体侧，目视前方 2. 两脚跟尽量上提，头用力上顶，动作略停 3. 两脚跟下落一半，随后落地，震颤全身，该式一起一落为1次，共做7次	8	见图4-9
	收式	1. 两臂内旋向两侧摆起，与髋同高，掌心向后，目视前方 2. 两臂屈肘，两掌相叠于腹部 3. 两臂垂于体侧	6	见图4-10
综合要求	形体动作要标准、柔和匀缓，圆活连贯，刚柔相济，松紧结合		4	
	呼吸均匀、和缓		4	

（赵 勇 张 茜）

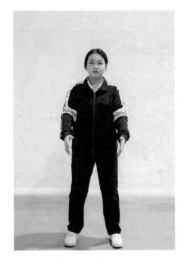

图 4-1　预备式

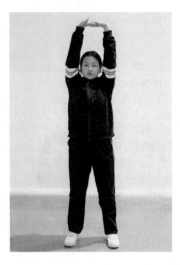

图 4-2　两手托天理三焦

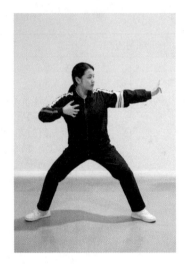

图 4-3　左右开弓似射雕

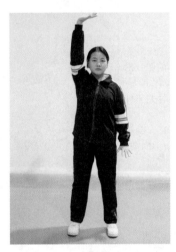

图 4-4　调理脾胃须单举

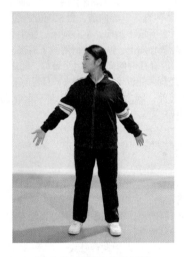

图 4-5　五劳七伤往后瞧

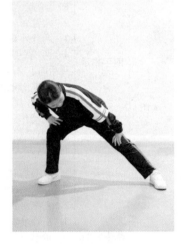

图 4-6　摇头摆尾去心火

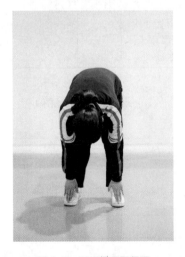

图 4-7　两手攀足固肾腰

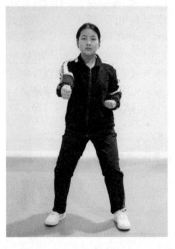

图 4-8　攒拳怒目增气力

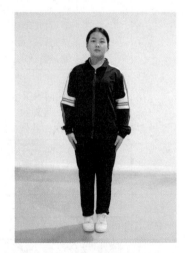

图 4-9　背后七颠百病消

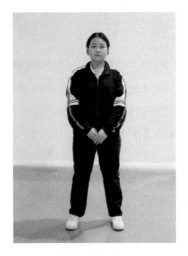

图 4-10 收式

任务三
五禽戏养生

任务目标

1. 掌握五禽戏养生的适应证和禁忌证。
2. 熟悉五禽戏的功法操作。
3. 能指导患者及群众进行五禽戏功法的养生锻炼。

任务导入

患者，女，62岁，长期失眠、多梦，食欲一般，近1月失眠加重。查体：生命体征正常，舌淡边缘齿痕，苔薄白，脉细弱。该患者选择练习五禽戏进行养生，请指导患者进行功法锻炼。

相关理论知识

五禽戏又称"五禽操""五禽气功""百步汗戏"等，据说由东汉医学家华佗创制。它是一种通过模仿禽兽动作，用以防病治病、延年益寿的体育活动。五禽是指虎、鹿、熊、猿、鸟，戏为嬉戏、表演之义。因此，五禽戏不仅要在外形动作上效仿虎之威武、鹿之安闲、熊之稳健、猿之机敏、鸟之轻捷，而且神态要符合"五禽"的神韵，做到形神合一，以达到强身健体、伸展筋骨、活络气血、延年益寿的目的。本节所介绍功法是现代编练的一套以"动功"为主的五禽戏功法。

（一）五禽戏的作用

本功法动作体现了身体躯干的全方位运动，包括前俯、后仰、侧屈、拧转、折叠、提落、开合、缩放等各种不同的姿势变化，并以腰为主轴和枢纽，带动上、下肢向各个方向运动，对颈椎、胸椎、腰椎等部位进行有效的锻炼，使脊柱躯干、四肢的关节、韧带、肌肉得以充分活动，对各关节的活动范围和运动能力起到维持和康复的作用。

（二）五禽戏的适应证

五禽戏对血液循环不流畅、新陈代谢较慢、肌萎缩、冠心病、中风后遗症、高血压、神经衰弱、高脂血症、消化不良以及中老年常见的病症，如失眠、多梦、头晕、头痛等都有明显的康复和保健作用。

（三）五禽戏的禁忌

年老体弱者、严重高血压、青光眼、严重心脑血管病、急性疾病、严重器质性疾病的患者及孕妇不宜进行此项运动。

（四）练习五禽戏的注意事项

1. 在练习五禽戏的时候，必须要全身放松，保持松中有紧、柔中有刚的状态，静心安神，思想集中，排除杂念。

2. 在练习中，呼吸须保持自然平稳，以利于加大运动幅度和腹肌收缩。

3. 一招一式尽量按要求做到位，以利于气血流通。锻炼时既可整套练习，又可分节选取某一动作进行锻炼，练习者自行掌握，灵活运用，量力而行。锻炼时掌握一定的度，以微微汗出为宜。动作要刚柔相济、柔和连贯、舒展大方、速度均匀。

任务解析

本次任务要求为导入病例做出初步诊断，指导五禽戏功法锻炼。分析如下。

（一）病例特点

老年女性患者，患者长期失眠、多梦，食欲一般，舌淡边缘齿痕，苔薄白，脉细弱，诊断为不寐（心脾两虚证）。

（二）确定锻炼方案

患者失眠、多梦，无明显禁忌证，可采用五禽戏功法锻炼。

任务实施及评分标准

对该病例五禽戏功法练习指导见表4-9。

表4-9　五禽戏功法练习及评价标准表

练习流程		内容要点	评分	示图
准备	评估	评估患者对本运动的耐受程度	4	
	环境准备	环境安静，空气流通，避免直接吹风	4	
	思想准备	排除杂念，全神贯注	2	
	着装准备	衣着宽松，除去手表、眼镜等硬物	4	
练功	预备式	1. 两脚并拢，自然伸直；两手自然垂于体侧；胸腹放松，头项正直，下颌微收，目视前方 2. 左脚向左平开一步稍宽于肩，两膝微屈，松静站立；调息数次，意守丹田 3. 肘微屈，两臂在体前向上、向前平托，与胸同高 4. 两肘下垂外展，两掌向内翻转，并缓慢下按于腹前 5. 动作3、4共做3次后，两手自然垂于体侧，目视前方	6	见图4-11
	虎戏	1. 虎举 （1）掌心向下，手指撑开，十指间关节弯曲内扣，呈"虎爪"状，目视两掌 （2）两手臂外旋，小指先弯曲，其余四指弯曲握拳，拳心相对，两拳沿体前缓慢上提至肩前时，松开变掌，举至头顶后，弯曲呈"虎爪"状，胸腹充分展开，目视两掌 （3）两掌外旋握拳，拳心相对，下拉至肩前时，松开变掌，下拉至腹前，十指撑开，掌心向下，含胸松腰 （4）重复该式动作3次后，两手自然垂于体侧，目视前方	6	见图4-12
		2. 虎扑 （1）两手握空拳，上提至胸前，两拳变"虎爪"状，掌心向下 （2）两掌向上、向前画弧，上身随之前俯，挺胸塌腰，目视前方 （3）两掌向下画弧至两膝外侧，同时两脚屈膝成弓步 （4）两掌握空拳上提，带动两膝伸直，送髋，身体重心移向右脚，左腿屈膝、提起，向前迈一步，脚跟着地，成左虚步 （5）两拳上提过肩后变"虎爪"状，随上身前倾，向前、向下画弧至膝前两侧 （6）上身抬起，左脚收回，开步站立，两手自然垂于体侧 （7）右式动作与左式相同，方向相反。两脚左右交替做虎扑，重复数次	6	见图4-13
	鹿戏	1. 鹿抵 （1）两腿微屈，重心移至右腿，左脚向左前方画弧迈步，脚跟着地 （2）两手握空拳，从身体右侧摆起，拳心向下，视右拳，目随手动 （3）重心前移，左腿向外展，屈膝前顶，右腿伸直蹬地；同时身体左转，两拳五指伸展，中指、环指弯曲扣紧，拇指用力外张，示指和小指伸直，呈"鹿角"状 （4）两臂向上、向左后方画弧摆动，左臂屈肘外展，肘抵左腰侧；右臂微屈举至头顶，向左后方伸抵，掌心向外，指尖朝外；目视右脚跟 （5）身体转回，收回左脚，开步站立；同时两臂向上、向右下画弧，两手变空拳下落于体侧，目视前方 （6）右式动作与左式相同，方向相反。左右交替，重复数次	6	见图4-14

续表

练习流程		内容要点	评分	示图
练功	鹿戏	2. 鹿奔 （1）左脚向前屈膝前跨，重心在前，右腿伸直成左弓步；同时两手握空拳，两臂向前画弧，至体前平举，与肩平、同肩宽 （2）低头、弓背、收腹；同时两臂内旋前伸，拳背相对，拳变"鹿角"状 （3）两手再变握空拳，松肩沉肘，两臂外旋，下落体侧；同时重心前移，上身抬起，成左弓步，收回左脚，开步直立，目视前方 （4）右式动作与左式相同，方向相反。两脚左右交替，重复数次	6	见图 4-15
	熊戏	1. 熊运 （1）两掌手握空拳，垂于下腹部，大拇指压在示指指端，其余四指弯曲、并拢，虎口撑圆，呈"熊掌"状，拳眼相对，目视两拳 （2）以腰、腹为轴，上身顺时针摇转；同时两掌以肚脐为中心，在腹部做顺时针画弧；目随上身摇转而环视 （3）上身逆时针摇转，两掌逆时针画弧 （4）右式动作与左式相同，方向相反，左右交替重复数次。做完最后一动作，两拳变掌下落，自然垂于体侧；目视前方	6	见图 4-16
		2. 熊晃 （1）身体重心右移，左髋向上收体，牵动左脚离地，左膝微屈；两掌握空拳成"熊掌"，目视前方 （2）重心前移，左脚向左前方顺势落地，脚尖朝前，全脚着地踏实，右腿伸直 （3）身体以腰为轴右转，带动左臂向前摆动，右臂向后摆动，左掌摆至左膝前上方，右掌摆至体后，目视左前方 （4）重心后坐，右腿屈膝，左腿伸直，身体左转，带动两臂前后画弧摆动，右掌摆至左膝前上方，左掌摆至体后，重心前移，左腿屈膝，右腿伸直，身体右转，左掌摆至左膝前上方，右掌摆至体后 （5）右式动作与左式相同，方向相反。左右交替，重复数次后左脚上步，开步站立，两手自然垂于体侧，目视前方	6	见图 4-17
	猿戏	1. 猿提 （1）两臂内旋，手掌在腹前背屈，五指伸直分开，再撮拢紧成"猿爪"状 （2）屈臂上提至胸前，两肩上耸，收腹提肛 （3）脚跟提起，头向左转，目随头动，目视左侧 （4）头转正，沉肩松腕，舒腹落肛，脚跟着地 （5）"猿爪"变掌，掌心向下，两掌下按落于腹前，目视前方 （6）右式动作与左式相同，方向相反。头分别向左右转动，重复数次	6	见图 4-18
		2. 猿摘 （1）左脚向左后方撤步，脚尖点地，右腿屈膝，重心落于右腿；同时左手成"猿钩"状，置于腰间，右手成掌摆向右前方，掌心向下 （2）右掌向下经腹前向左上方画弧，摆至头左侧，掌心向内。同时重心后移，左脚踏实，屈膝下蹲，右脚虚步至左脚内侧，脚尖点地成右丁步 （3）目随右掌动，当右掌画至头侧时，转头注视右前上方 （4）右掌内旋，掌心向下按至左髋侧，目随右掌	6	见图 4-19

续表

练习流程		内容要点	评分	示图
练功	猿戏	（5）右脚向右前方迈出，重心前移，右腿伸直；左腿蹬伸，脚尖点地。同时右掌经腹前向右上方画弧，摆至右上侧变"猿钩" （6）左掌向前、向上伸展，举至头前上方屈腕，似"采摘"，目视左掌 （7）左掌变拇指，抵掐环指根节内侧，其余四指屈拢轻握成"握固"；屈肘回收至左耳旁，掌心向上，五指分开，成"托桃"状 （8）右手变掌，顺势下落，经腹前向左画弧至左肘下方捧托。同时重心后移，左腿屈膝，右脚回收至左脚内侧，脚尖点地；目视左掌 （9）右式动作与左式相同，方向相反。左右交替，重复数次后，左脚向左横开一步，两腿直立，两手自然垂于体侧，目视前方	6	见图 4-19
	鸟戏	1. 鸟伸 （1）两腿微屈下蹲，两掌掌心向下，指尖向前，在腹前相叠 （2）两掌向上抬至胸前方，同时两腿伸直，挺胸、塌腰，身体向前微倾，目视前下方 （3）两腿微屈下蹲，两掌相叠下按至腹前，目视两掌 （4）重心右移，右腿蹬直，左腿伸直向后抬起；同时两掌左右分开，五指伸直，拇指、示指、小指向上翘起，中指、环指并拢微微向下，掌成"鸟翅"，向体侧后方摆起，掌心向上；抬头，伸颈，挺胸，塌腰，目视前方 （5）右式动作与左式相同，方向相反。蹬腿左右交替，重复数次	6	见图 4-20
		2. 鸟飞 （1）两腿微屈下蹲，两掌成"鸟翅"状合于腹前，掌心向上，目视前下方 （2）右腿伸直独立；左腿屈膝抬起，小腿自然下垂，脚尖向下；同时两掌成展翅状，在体侧平举向上，稍高于肩，掌心向下，目视前方 （3）左脚下落，脚尖着地，两腿微屈，两掌合于腹前，掌心向上，目视前下方 （4）右腿再伸直独立，左腿屈膝抬起，两掌经体侧向上画弧举至头顶，掌背相对，指尖向上，目视前方 （5）左脚下落、踏实，两腿微屈，两掌经体侧向下画弧，合于腹前 （6）右式动作与左式相同，方向相反。左右腿交替独立，重复数次后，两手自然垂于体侧，目视前方	6	见图 4-21
	收式	1. 两掌经体侧上抱至头顶上方，掌心向下 2. 两掌指尖相对，沿体前缓慢下按至腹前，目视前方；上抱下按共做 3 次 3. 两掌缓慢在体前划平弧，掌心相对，高与脐平，目视前方 4. 两手在腹前合拢，虎口交叉，叠掌；眼微闭静养，调匀呼吸，意守丹田 5. 数分钟后，两眼慢慢睁开，两手合掌在胸前搓热，将掌贴面部，上、下擦摩，浴面 3~5 遍 6. 两掌向后沿头顶、耳后、胸前下落，自然垂于体侧；左脚提起向右脚并拢，前脚掌先着地，随之全脚踏实，目视前方	8	见图 4-22
综合要求		力求动作准确，姿势舒适自然，循序渐进	4	
		呼吸均匀、和缓	4	
		模仿五禽的动作形似的基础上还要神似	4	

（赵　勇　杨婉婧）

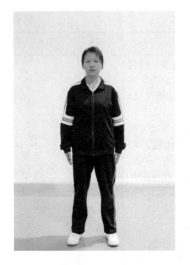

图 4-11　预备式

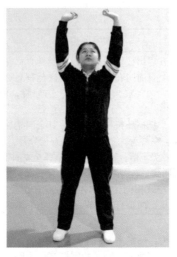

图 4-12　虎举

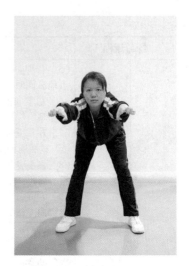

图 4-13　虎扑

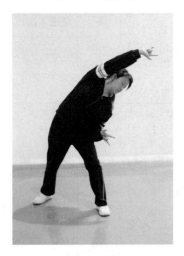

图 4-14　鹿抵

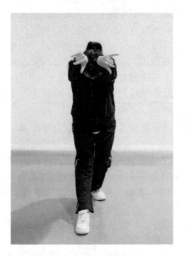

图 4-15　鹿奔

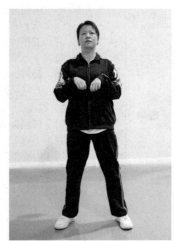

图 4-16　熊运

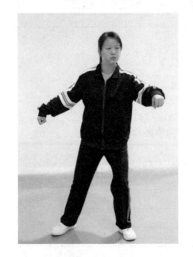

图 4-17　熊晃

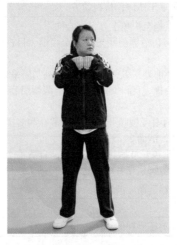

图 4-18　猿提

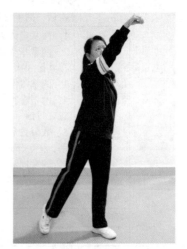

图 4-19　猿摘

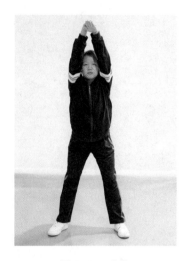

图 4-20　鸟伸

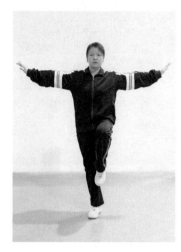

图 4-21　鸟飞

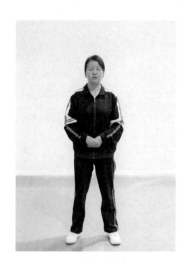

图 4-22　收式

附　录

附录一 经络系统

经络是经脉和络脉的总称,是人体运行气血、联系脏腑、沟通内外、贯穿上下的通道。经脉是经络系统的主干,多循行于深部,纵行于固定的路径。络脉是经脉的细小分支,纵横交错,遍布全身。十二经脉左右对称分布于人体头面、躯干及四肢,纵贯全身。正立姿势、两臂自然下垂、掌心向内、拇指向前为标准体位。十二经脉名称及分布见附表1-1。

附表1-1 十二经脉名称及分布表

手足经	阴经 (属脏、里)	阳经 (属腑、表)	循行部位 (阴经循行于内侧、阳经循行于外侧)	
手经	手太阴肺经	手阳明大肠经	上肢	前缘
	手厥阴心包经	手少阳三焦经		正中
	手少阴心经	手太阳小肠经		后缘
足经	足太阴脾经	足阳明胃经	下肢	前缘
	足厥阴肝经	足少阳胆经		正中
	足少阴肾经	足太阳膀胱经		后缘

注:内踝8寸以下,厥阴肝经与太阴脾经交叉。

经络系统由经脉系统和络脉系统组成。十二经脉是经络系统的主体,又称为"正经",是气血运行的主要通道,与脏腑有直接的络属关系。奇经八脉是十二经脉之外的特殊通路,既不直属脏腑,又无阴阳表里相配,"别道奇行",故称奇经,主要沟通十二经脉之间的联系,并对十二经气血有蓄积和渗灌作用。络脉是经脉的分支,分为别络、浮络、孙络。别络可加强表里两经之间的联系,浮络循行于人体浅表部位,孙络是最细小的络脉。

经气在不同的时辰流注到相应的脏腑,见附表1-2。

附表1-2 十二时辰与十二经络对照表

时辰	子时	丑时	寅时	卯时	辰时	巳时	午时	未时	申时	酉时	戌时	亥时
时间	23~1	1~3	3~5	5~7	7~9	9~11	11~13	13~15	15~17	17~19	19~21	21~23
经络	胆经	肝经	肺经	大肠经	胃经	脾经	心经	小肠经	膀胱经	肾经	心包经	三焦经

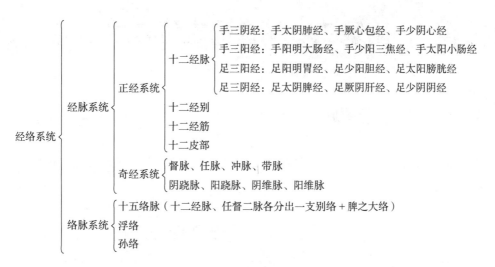

附图 1-1　经络系统图

（文宇航　张　健）

附录二　腧穴的定位方法

一、体表解剖标志定位法

体表解剖标志定位法是以人体解剖学的各种体表标志为依据来确定腧穴位置的方法，体表解剖标志分类见附表 2-1。

附表 2-1　体表解剖标志分类

分类	概念	举例
固定标志	利用不受人体活动影响而改变位置的五官、毛发、爪甲、乳头、脐窝和骨节凸起、凹陷及肌肉隆起等来定取穴位的方法	1. 鼻尖取素髎 2. 两眉中间取印堂 3. 两乳中间取膻中 4. 脐旁 2 寸取天枢 5. 腓骨小头前下缘取阳陵泉 6. 俯首显示最高的第 7 颈椎棘突下取大椎 7. 背腰部穴的取穴标志，如肩胛冈平第 3 胸椎棘突；肩胛骨下角平第 7 胸椎棘突；髂嵴平第 4 腰椎棘突
活动标志	利用特定的姿势活动时，在关节、肌肉、皮肤等处才会出现的孔隙、凹陷、皱纹来定取穴位的方法	1. 张口取耳门、听宫、听会 2. 闭口取下关 3. 屈肘于横纹头处取曲池 4. 外展上臂时肩峰前下方的凹陷中取肩髃 5. 拇指翘起，当拇长、短伸肌腱之间的凹陷中取阳溪 6. 正坐屈肘，掌心向胸，当尺骨小头桡侧骨缝中取养老

二、骨度分寸定位法

骨度分寸定位法是指以体表骨节为主要标志折量全身各部的长度和宽度，定出分寸，用以确定腧穴位置的方法，见附表 2-2。

附表 2-2　常用骨度分寸表

部位	起止点	折量寸
头面部	前发际正中→后发际正中	12 寸
	眉间→前发际正中	3 寸
	第 7 颈椎棘突下→后发际正中	3 寸
	两眉间→第 7 颈椎棘突下	18 寸
	两额角发际之间	9 寸
	耳后两乳突之间	9 寸

续表

部位	起止点	折量寸
背腰部	肩胛骨内侧缘→后正中线	3寸
	肩峰缘→后正中线	8寸
胸腹胁部	胸骨上窝→胸剑联合中点	9寸
	胸剑联合中点→脐中	8寸
	脐中→耻骨联合上缘	5寸
	两乳头之间	8寸
	腋窝定顶点至第11肋游离缘	12寸
上肢部	腋前纹头→肘横纹	9寸
	肘横纹→腕掌横纹	12寸
下肢部	耻骨联合上缘→髌底	18寸
	髌尖→内踝尖	15寸
	胫骨内侧髁下缘→内踝尖	13寸
	股骨大转子→腘横纹	19寸
	腘横纹→外踝尖	16寸

三、指寸定位法

指寸定位法是指依据患者本人手指为尺寸折量标准来量取腧穴的定位方法，见附表 2-3。

附表 2-3　指寸定位法

分类	概念	示范
拇指同身寸	患者拇指指间关节的宽度为 1 寸	见附图 2-1
中指同身寸	患者中指屈曲，中指中节桡侧两端纹头之间的距离为 1 寸	见附图 2-2
横指同身寸	患者将示指、中指、环指和小指并拢，以中指中节指间关节横纹为标准，水平的 4 指宽度横量作为 3 寸。四横指为一夫，合 3 寸，故此法又称"一夫法"	见附图 2-3

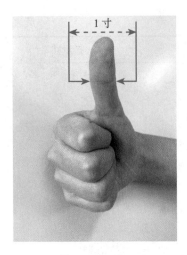
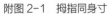

附图 2-1　拇指同身寸

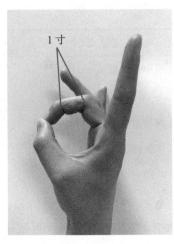

附图 2-2　中指同身寸

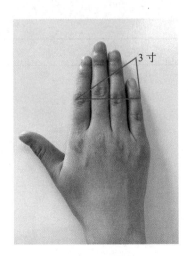

附图 2-3　横指同身寸

四、简便取穴法

简便取穴法是一种简便易行的腧穴定位方法，通常仅作为取穴法的参考，临床应用时尽量以体表标志和骨度法为准。

常用的简便取穴示例：

1. 半握拳，当中指端所指处取劳宫。

2. 两手自然下垂于身体两侧，于中指端处取风市。

3. 两耳角直上连线中点取百会。

（文宇航　张　健）

附录三 常用腧穴

部位	腧穴	定位
头面部	百会	在头顶部，前发际线正中直上5寸（两耳角直上连线中点）
	攒竹	在面部，当眉头凹陷中，眶上切迹处
	地仓	在面部，口角外侧，嘴角旁开0.4寸，上直对瞳孔
	颊车	在面颊部，下颌角前上方约1横指，当咀嚼时咬肌隆起，按之凹陷处
	迎香	在鼻翼外缘中点旁，当鼻唇沟中间
	阳白	在前额部，当瞳孔直上，眉上1寸
	风池	位于后颈部，枕骨下，胸锁乳突肌和斜方肌之间的凹陷中
	太阳	头的颞侧，当眉梢与目外眦之间，向后约一横指凹陷处
	天柱	在项部，斜方肌外缘之后发际凹陷中，约当后发际正中旁开1.3寸
	颧髎	在面部，当目外眦直下，颧骨下缘凹陷处
	听宫	在面部，耳屏前，下颌骨髁突的后方，张口时呈凹陷处
	水沟	位于人中沟正中线上1/3与下2/3交界处
	风府	在项部，当后发际正中直上1寸，枕外隆突直下，两侧斜方肌之间凹陷处
	翳风	在耳垂后方，当乳突与下颌角之间的凹陷处
颈项部	天突	位于颈部，当前正中线上胸骨上窝中央
	廉泉	在颈部，当前正中线上，结喉上方，舌骨上缘凹陷处
	大椎	在后正中线上，在第7颈椎棘突下凹陷中
	定端	在项部，第7颈椎棘突下，旁开0.5寸处
胸部	中府	在胸前壁的外上方，平第1肋间隙，距前正中线6寸
	期门	在胸部，当乳头直下，第6肋间隙，前正中线旁开4寸
	膻中	在胸部，当前正中线上，平第4肋间，两乳头连线的中点
上肢	肩井	在肩上，当大椎与肩峰端连线的中点上
	肩髃	在臂外侧，三角肌上，臂外展，或向前平伸时，当肩峰前下方向凹陷处
	肩髎	在肩部，肩髃后方，当臂外展时，于肩峰后下方呈现凹陷处
	肩前	在肩部，正坐垂臂，腋前皱襞顶端与肩髃连线中点处
	臂臑	在臂外侧，三角肌止点处，当曲池与肩髃连线上，曲池上7寸处
	曲池	在肘横纹外侧端，屈肘，当尺泽与肱骨外上髁连线中点
	合谷	在手背，第1、2掌骨间，当第2掌骨桡侧的中点处（一手拇指指尖关节横纹正对另一手的虎口边，拇指屈曲按下，指尖所指处即是）
	肩贞	在肩关节后下方，臂内收时，腋后纹头上1寸

部位	腧穴	定位
上肢	列缺	在前臂桡侧缘，桡骨茎突上方，腕横纹上 1.5 寸，当肱桡肌与拇长展肌腱之间（两手虎口自然平直交叉，一手示指按在另一手桡骨茎突上，指尖下凹陷中即是）
	后溪	在手掌尺侧，微握拳，当第 5 指掌关节后的远侧掌横纹头赤白肉际
	内关	在前臂掌侧，腕横纹上 2 寸，掌长肌腱与桡侧腕屈肌腱之间
	外关	在前臂背侧，腕背横纹上 2 寸，尺骨与桡骨之间
	支沟	腕背侧远端横纹上 3 寸，尺骨与桡骨之间
	间使	在前臂掌侧，腕横纹上 3 寸，掌长肌腱与桡侧腕屈肌腱之间
腹部	中脘	在上腹部，前正中线上，当脐中上 4 寸
	巨阙	在上腹部，前正中线上，当脐中上 6 寸
	神阙	在脐中部，脐中央
	天枢	在腹中部，平脐中，距脐中 2 寸
	气海	在下腹部，前正中线上，当脐中下 1.5 寸
	关元	在下腹部，前正中线上，当脐中下 3 寸
	中极	在下腹部，前正中线上，当脐中下 4 寸
	归来	在下腹部，当脐中下 4 寸，距前正中线 2 寸
	子宫	在下腹部，当脐中下 4 寸，距前正中线 3 寸
背部	大杼	在背部，当第 1 胸椎棘突下，旁开 1.5 寸
	肩外俞	在背部，当第 1 胸椎棘突下，旁开 3 寸
	风门	在背部，当第 2 胸椎棘突下，旁开 1.5 寸
	肺俞	在背部，当第 3 胸椎棘突下，旁开 1.5 寸
	厥阴俞	在背部，当第 4 胸椎棘突下，旁开 1.5 寸
	心俞	在背部，当第 5 胸椎棘突下，旁开 1.5 寸
	膈俞	在背部，当第 7 胸椎棘突下，旁开 1.5 寸
	肝俞	在背部，当第 9 胸椎棘突下，旁开 1.5 寸
	脾俞	在背部，当第 11 胸椎棘突下，旁开 1.5 寸
	胃俞	在背部，当第 12 胸椎棘突下，旁开 1.5 寸
	膏肓	在背部，当第 4 胸椎棘突下，旁开 3 寸
	天宗	在肩胛部，当冈下窝中央凹陷处，即肩胛冈中点与肩胛骨下角连线上 1/3 与下 2/3 交点凹陷中
	陶道	在背部，当后正中线上，第 1 胸椎棘突下凹陷中
腰骶部	肾俞	在腰部，当第 2 腰椎棘突下，旁开 1.5 寸
	大肠俞	在腰部，当第 4 腰椎棘突下，旁开 1.5 寸
	命门	在腰部，当后正中线上，第 2 腰椎棘突下凹陷中
	腰阳关	在腰部，当后正中线上，第 4 腰椎棘突下凹陷中

部位	腧穴	定位
腰骶部	次髎	在髂后上棘下与后正中线之间，适对第 2 骶后孔中
	膀胱俞	在骶部，当骶正中嵴旁 1.5 寸，平第 2 骶后孔
	腰俞	在骶部，当后正中线上，适对骶管裂孔
	秩边	平第 4 骶后孔，骶正中嵴旁开 3 寸
下肢	膝眼	屈膝，在髌韧带两侧凹陷处，在内侧的称内膝眼，在外侧的称外膝眼
	膝阳关	在膝外侧，当股骨外上髁上方的凹陷处
	血海	屈膝，在大腿内侧，髌底内侧端上 2 寸，当股四头肌内侧头的隆起处
	阳陵泉	在小腿外侧，当腓骨小头前下方凹陷处
	阴陵泉	在小腿内侧，当胫骨内侧髁后下方凹陷处
	梁丘	屈膝，在大腿前面，当髂前上棘与髌底外侧端的连线上，髌底上 2 寸
	丰隆	在小腿前外侧，当外踝尖上 8 寸，条口外，距胫骨前缘二横指
	足三里	在小腿前外侧，当犊鼻下 3 寸，距胫骨前缘一横指
	上巨虚	在小腿前外侧，当犊鼻下 6 寸，距胫骨前缘一横指
	条口	在小腿前外侧，当犊鼻下 8 寸，距胫骨前缘一横指
	环跳	在股外侧部，侧卧屈股，当股骨大转子最凸点与骶管裂孔连线的外 1/3 与中 1/3 交点处
	委中	在腘横纹中点，当股二头肌肌腱与半腱肌肌腱的中间
	承山	在小腿后面正中，委中与昆仑之间，当伸直小腿或足跟上提时腓肠肌肌腹下出现尖角凹陷处
	地机	在小腿内侧，当内踝尖与阴陵泉的连线上，阴陵泉下 3 寸
	三阴交	在小腿内侧，当足内踝尖上 3 寸，胫骨内侧缘后方
	解溪	在足背踝关节横纹中央凹陷中，当拇长伸肌腱与趾长伸肌腱之间
	照海	在足内侧，内踝尖下方凹陷处
	太冲	在足背侧，当第 1、2 跖骨结合部之前的凹陷中
	隐白	在足大趾末节内侧，距趾甲角 0.1 寸
	涌泉	在足底部，卷足时足前部凹陷处，约当第 2、3 趾趾缝纹头端与足跟连线的前 1/3 与后 2/3 交点上

注：阿是穴为局部的疼痛点、反应点，无固定位置。

（杨婉婧　文宇航）

附录四 常用耳穴

耳穴	定位
耳中	在耳轮脚处，即耳轮 1 区
直肠	在耳轮脚棘前上方的耳轮处，即耳轮 2 区
尿道	在直肠上方的耳轮处，即耳轮 3 区
外生殖器	在对耳轮下脚前方的耳轮处，即耳轮 4 区
肛门	在三角窝前方的耳轮处，即耳轮 5 区
耳尖前	在耳郭向前对折上部尖端的前部，即耳轮 6 区
耳尖	在耳郭向前对折的上部尖端处，即耳轮 6、7 区交界处
耳尖后	在耳郭向前对折上部尖端的后部，即耳轮 7 区
结节	在耳轮结节处，即耳轮 8 区
轮 1	在耳轮结节下方的耳轮处，即耳轮 9 区
轮 2	在轮 1 区下方的耳轮处，即耳轮 10 区
轮 3	在轮 2 区下方的耳轮处，即耳轮 11 区
轮 4	在轮 3 区下方的耳轮处，即耳轮 12 区
指	在耳舟上方处，即耳舟 1 区
腕	在指区的下方处，即耳舟 2 区
风溪	在耳轮结节前方，指区与腕区之间，即耳舟 1、2 区交界处
肘	在腕区的下方处，即耳舟 3 区
肩	在肘区的下方处，即耳舟 4、5 区
锁骨	在肩区的下方处，即耳舟 6 区
跟	在对耳轮上脚前上部，即对耳轮 1 区
趾	在耳尖下方的对耳轮上脚后上部，即对耳轮 2 区
踝	在趾、跟区下方处，即对耳轮 3 区
膝	在对耳轮上脚中 1/3 处，即对耳轮 4 区
髋	在对耳轮上脚的下 1/3 处，即对耳轮 5 区
坐骨神经	在对耳轮下脚的前 2/3 处，即对耳轮 6 区
交感	在对耳轮下脚前端与耳轮内缘交界处，即对耳轮 6 区前端
臀	在对耳轮下脚的后 1/3 处，即对耳轮 7 区
腹	在对耳轮体前部上 2/5 处，即对耳轮 8 区
腰骶椎	在腹区后方，即对耳轮 9 区
胸	在对耳轮体前部中 2/5 处，即对耳轮 10 区

耳穴	定位
胸椎	在胸区后方，即对耳轮 11 区
颈	在对耳轮体前部下 1/5 处，即对耳轮 12 区
颈椎	在颈区后方，即对耳轮 13 区
角窝上	在三角窝前 1/3 的上部，即三角窝 1 区
内生殖器	在三角窝前 1/3 的下部，即三角窝 2 区
角窝中	在三角窝中 1/3 处，即三角窝 3 区
神门	在三角窝后 1/3 的上部，即三角窝 4 区
盆腔	在三角窝后 1/3 的下部，即三角窝 5 区
上屏	在耳屏外侧面上 1/2 处，即耳屏 1 区
下屏	在耳屏外侧面下 1/2 处，即耳屏 2 区
外耳	在屏上切迹前方近耳轮部，即耳屏 1 区上缘处
屏尖	在耳屏游离缘上部尖端，即耳屏 1 后缘处
外鼻	在耳屏外侧面中部，即耳屏 1、2 区之间
肾上腺	在耳屏游离缘下部尖端，即耳屏 2 区后缘处
咽喉	在耳屏内侧面上 1/2 处，即耳屏 3 区
内鼻	在耳屏内侧面下 1/2 处，即耳屏 4 区
屏间前	在屏间切迹前方耳屏最下部，即耳屏 2 区下缘处
额	在对耳屏外侧面的前部，即对耳屏 1 区
屏间后	在屏间切迹后方对耳屏前下部，即对耳屏 1 区下缘处
颞	在对耳屏外侧面的中部，即对耳屏 2 区
枕	在对耳屏外侧面的后部，即对耳屏 3 区
皮质下	在对耳屏内侧面，即对耳屏 4 区
对屏尖	在对耳屏游离缘的尖端，即对耳屏 1、2、4 区交点处
缘中	对游离缘上，对屏尖与轮屏切迹之中点处，即对耳屏 2、3、4 区交点处
脑干	在轮屏切迹处，即对耳屏 3、4 区之间
口	在耳轮脚下方前 1/3 处，即耳甲 1 区
食道	在耳轮脚下方中 1/3 处，即耳甲 2 区
贲门	在耳轮脚下方后 1/3 处，即耳甲 3 区
胃	在耳轮脚消失处，即耳甲 4 区
十二指肠	在耳轮脚及部分耳轮与 AB 线之间的后 1/3 处，即耳甲 5 区
小肠	在耳轮脚及部分耳轮与 AB 线之间的中 1/3 处，即耳甲 6 区
大肠	在耳轮脚及部分耳轮与 AB 线之间的前 1/3 处，即耳甲 7 区
阑尾	在小肠区与大肠区之间，即耳甲 6、7 区交界处

续表

耳穴	定位
艇角	在对耳轮下脚下方前部，即耳甲 8 区
膀胱	在对耳轮下脚下方中部，即耳甲 9 区
肾	在对耳轮下脚下方后部，即耳甲 10 区
输尿管	在肾区与膀胱区之间，即耳甲 9、10 区交界处
胰胆	在耳甲艇的后上部，即耳甲 11 区
肝	在耳甲艇的后下部，即耳甲 12 区
艇中	在小肠区与肾区之间，即耳甲 6、10 区交界处
脾	在 BD 线下方，耳甲腔的后上部，即耳甲 13 区
心	在耳甲腔正中凹陷处，即耳甲 15 区
气管	在心区与外耳门之间，即耳甲 16 区
肺	在心、气管区周围处，即耳甲 14 区
三焦	在外耳门后下，肺与内分泌区之间，即耳甲 17 区
内分泌	在屏间切迹内，耳甲腔的底部，即耳甲 18 区
牙	在耳垂正面前上部，即耳垂 1 区
舌	在耳垂正面中上部，即耳垂 2 区
颌	在耳垂正面后上部，即耳垂 3 区
垂前	在耳垂正面前中部，即耳垂 4 区
眼	在耳垂正面中央部，即耳垂 5 区
内耳	在耳垂正面后中部，即耳垂 6 区
面颊	在耳垂正面眼区与内耳区之间，即耳垂 5、6 区交界处
扁桃体	在耳垂正面下部，即耳垂 7、8、9 区
耳背心	在耳背上部，即耳背 1 区
耳背肺	在耳背中内部，即耳背 2 区
耳背脾	在耳背中央部，即耳背 3 区
耳背肝	在耳背中外部，即耳背 4 区
耳背肾	在耳背下部，即耳背 5 区
耳背沟	在对耳轮沟和对耳轮上、下脚沟处
上耳根	在耳郭与头部相连的最上处
耳迷根	在耳轮脚后沟的耳根处
下耳根	在耳郭与头部相连的最下处

（梅清鲜　陈阳阳）

参考文献

［1］胡艳萍. 护理中药保留灌肠配合穴位注射治疗单纯性肠梗阻的护理体会. 内蒙古中医药, 2018, 37（4）: 127-128.

［2］张波, 段云庆, 施南昆, 等. 中药保留灌肠加灸治疗便秘型肠易激综合征疗效观察. 云南中医学院学报, 2006（4）: 24-25.

［3］王佳禾. 中药保留灌肠加外敷治疗急性阑尾炎临床观察. 辽宁中医杂志, 2004（2）: 139.

［4］刘国军. 中药保留灌肠促进吻合器痔上黏膜环切术后创面愈合疗效观察. 国医论坛, 2013, 28（1）: 28.

［5］朱莲玉, 王红, 李育军, 等. 灸法联合中药保留灌肠对胃肠道恶性肿瘤患者化疗相关性腹泻的护理研究. 护士进修杂志, 2016, 31（13）: 1201-1202.

［6］文娟, 周思举. 中药保留灌肠联合胃管内灌注并持续胃肠减压对胰腺炎患者的临床疗效. 中国现代医学杂志, 2021, 31（11）: 81-85.

［7］田爱真. 宫颈癌放疗后放射性直肠炎行中药保留灌肠 60 例临床护理. 齐鲁护理杂志, 2013, 19（23）: 108-109.

［8］张应晓. 中药保留灌肠对小儿上呼吸道感染发热疗效研究. 河北中医药学报, 2014, 29（1）: 26-28.

［9］冯凤. 中药保留灌肠在 ICU 高热患者降温中的应用及观察. 中国实用护理杂志, 2007, 23（15）: 42-43.

［10］李健. 中药保留灌肠在小儿肺炎治疗中的应用效果探究. 中国医药指南, 2016, 14（30）: 182-183.

［11］董建华, 王萍萍, 陈永宏, 等. 自拟清热止惊方保留灌肠治疗小儿复杂性热性惊厥的临床观察. 中国中医急症, 2022, 31（9）: 1437-1440.

［12］黎杨爱, 张女限, 贺小珍. 中药保留灌肠在防治支气管哮喘慢性持续期患者中的应用. 护理实践与研究, 2014, 11（12）: 41-42.

［13］刘丹, 万十千, 朱清静. 中药保留灌肠对慢性重型肝炎并肝性脑病患者血氨及细胞因子的影响. 中西医结合肝病杂志, 2018, 28（2）: 85-87.

［14］李福建, 李家富. 中药保留灌肠联合抗生素治疗肝硬化并自发性细菌性腹膜炎临床观察. 中国中医急症, 2009, 18（3）: 365, 373.

［15］林彤, 郭玉佳, 钟垚, 等. 中药保留灌肠及微波治疗在体外受精 - 胚胎移植中宫腔积液及内膜薄的应用. 福建医科大学学报, 2017, 51（6）: 400-403.

［16］郭焱. 热敷消炎散结合中药保留灌肠辅治盆腔炎性包块临床研究. 实用中医药杂志, 2021,

37（4）：587-589.

［17］王璐，罗瑜. 中药保留灌肠辅助治疗慢性盆腔炎的临床观察及其对炎性因子水平的影响. 中国医药导刊，2018，20（11）：683-686.

［18］袁悦明，苏杰. 中药保留灌肠配合输卵管扩通术治疗输卵管阻塞. 吉林中医药，2003（10）：10-11.

［19］吴智鹏，孙梦洁，王东，等. 中药保留灌肠治疗慢性肾功能衰竭临床研究. 安徽中医药大学学报，2021，40（2）：40-44.

［20］王光，袁学明，梁如生，等. 中药保留灌肠联合微能量体外冲击波治疗慢性非细菌性前列腺炎的临床观察. 中国性科学，2016，25（3）：88-90.

［21］陈莺. 中药熏蒸治疗失眠症 36 例疗效观察. 基层医学论坛，2020，24（32）：4696-4697.

［22］高建清，雷艳容，陈红蓓. 中药外敷痛处及腧穴配合针刺在肺癌患者癌痛治疗中的应用效果. 中国医药导报，2018，15（29）：92-95.

［23］许琦丽. 77 例中药外敷治疗癌性腹水的临床探讨. 时珍国医国药，2013，24（2）：421-422.

［24］翟雪珍. 中药外敷治疗肝硬化腹水疗效分析. 内蒙古中医药，2013，32（6），82.

［25］任怡，章谙鸣. 中药外敷烫熨治疗餐后不适功能性消化不良效果观察. 实用临床医药杂志，2020，24（23）：99-101.

［26］钟林芝，张文龙，孟农钦，等. 中药外敷联合克拉霉素治疗慢性前列腺炎的临床观察. 大众科技，2019，21（2）：79-81.

［27］钱少兵. 中药穴位外敷联合扶正化降汤治疗慢性肾衰竭 40 例临床观察. 河北中医，2015，37（2）：177-179.

［28］孙斌，王慧敏，段光堂. 中药敷脐治疗慢性肾衰竭患者便秘及护理体会. 河北中医，2011，33（9）：1400-1401.

［29］陈燕，冯治平. 蜡疗加中药外敷辅助治疗慢性胃炎 30 例. 光明中医，2016，31（12）：1824-1825.

［30］王海燕，来卫东. 中药外敷治疗尿潴留验案. 吉林中医药，2005（1）：47.

［31］姚国明，胡日红. 血液净化联合中药外敷治疗 33 例危重型毒蛇咬伤的疗效分析. 中国中西医结合肾病杂志，2012，13（3）：235-236.

［32］李亚美，黄芳. 中药外敷治疗糖尿病足的疗效观察. 现代中西医结合杂志，2008（1）：39-40.

［33］田日新. 四妙汤加味配合中药外敷治疗痛风性关节炎的临床研究. 国际中医中药杂志，2014，36（7）：600-603.

［34］封以生. 中药外敷配合微波照射治疗产妇痔临床观察. 现代中西医结合杂志. 2009，18（35）：4351-4352.

［35］张彦祥. 中药外敷治疗冻疮 46 例. 中医外治杂志，2004，13（4）：46-47.

［36］刘亚娟，吴兰平. 中药外敷治疗骨折后患肢肿胀的临床观察. 现代中西医结合杂志，2004，

13（3）：303.

［37］刘宗海，李俊光，孙大川. 防旋转股骨近端髓内钉联合术后中药外敷治疗股骨转子间骨折的临床效果研究. 中国中西医结合外科杂志，2020，26（5）：892-896.

［38］孙洪，李宇. 中药外敷治疗肌肉注射后局部硬结. 中医外治杂志，2002，11（6）：46.

［39］缪建奇. 自拟中药外敷方治疗急性距小腿关节扭伤83例. 中国临床康复，2004，8（35）：7887-7911.

［40］李军，胡赟霞. 中药外敷联合推拿、运动疗法治疗肩周炎的临床研究. 中医药通报，2016，15（4）：46-48.

［41］刘超，郭亮. 牵引、中药外敷配合推拿治疗重度神经根型颈椎病的临床研究. 中国中医急症，2018，27（1）：54-56，63.

［42］柏中喜，翁庚民. 推拿手法配合中药外敷治疗慢性腰肌劳损69例. 河北中医，2010，32（11）：1690-1691.

［43］董燕琴，邓代金. 中药外敷治疗输液性静脉炎的效果分析及护理. 中国中医药现代远程教育，2015，13（24）：119-121.

［44］李艳. 针刺配合中药外敷治疗腕管综合征. 湖北中医杂志，2010，32（7）：38.

［45］杨佩秋，刘淑文，葛丽丽，等. 鼻针疗法配合中药外敷治疗腰椎间盘突出症的疗效分析. 贵阳中医学院学报，2011，33（6）：108-110.

［46］孙静. 中药内服与外敷治疗盆腔炎120例. 辽宁中医杂志，2006（10）：1291.

［47］孟烈. 微创穿刺引流联合中药外敷在产后化脓性乳腺炎治疗中的应用价值. 内蒙古中医药，2019，38（8）：84-85.

［48］李毛措，仁青东智. 口服藏药结合熨敷疗法治疗原发性痛经23例疗效观察. 中国民族民间医药，2016，25（14）：10，12.

［49］张军梅. 金匮肾气丸加味配合中药外敷治疗复发性口腔溃疡临床观察. 西部中医药，2014，27（9）：92-93.

［50］谷慧萍. 中药外敷治疗流行性腮腺炎62例疗效观察. 河北北方学院学报（医学版），2008（4）：61-62.

［51］江莹. 中药腧穴外敷结合针灸治疗面瘫临床观察. 光明中医，2018，33（3）：396-398.

［52］黄永岱，于凤英. 中药外敷治疗鞘膜积液48例报告. 甘肃中医，2006（6）：21.

［53］王利群，海瑞奇. 醒脾养儿颗粒联合中药外敷对脾胃积热型盗汗患儿的临床疗效. 实用临床医药杂志，2020，24（6）：69-71.

［54］于奎花，张敏，邢立辉，等. 中药外敷联合推拿按摩对肺炎患儿疗效的影响. 护理实践与研究，2013，10（18）：151-152.

［55］李俊，刘文杰. 中药外敷肺俞穴治疗小儿咳喘的疗效观察. 暨南大学学报（自然科学与医学版），2002，23（6）：76-76，80.

［56］赵连生，杨秀华. 中药外敷治疗小儿脱肛 22 例. 中医外治杂志，2008，17（3）：13.

［57］徐莉. 捏脊与中药外敷治疗小儿厌食症临床观察. 辽宁中医杂志，2006（4）：481.

［58］张伯礼，郭义，王金贵. 穴位贴敷疗法. 北京：中国医药科技出版社，2018.

［59］周仲瑛. 中医内科学. 北京：中国中医药出版社，2003.

［60］赵吉平，李瑛. 针灸学. 北京：人民卫生出版社，2017.

［61］高树中，杨骏. 针灸治疗学. 北京：中国中医药出版社，2016.

［62］王麟鹏，黄毅，刘明军. 社区中医适宜技术. 北京：人民卫生出版社，2016.